Heike D. Grün | Katrin Laue | Maren Stallbohm

ALS: Amyotrophe Lateralsklerose

Ein Ratgeber für Betroffene, Angehörige und (Sprach-)Therapeuten

RATGEBER

für Angehörige, Betroffene und Fachleute

herausgegeben von
Dr. Claudia Iven

Heike D. Grün | Katrin Laue | Maren Stallbohm

ALS: Amyotrophe Lateralsklerose

Ein Ratgeber für Betroffene, Angehörige und (Sprach-)Therapeuten

Schulz-Kirchner Verlag

Bibliografische Information der Deutschen Nationalbibliothek
Die Deutsche Nationalbibliothek verzeichnet diese Publikation in der Deutschen Nationalbibliografie; detaillierte bibliografische Daten sind im Internet über http://dnb.d-nb.de abrufbar.

Besuchen Sie uns im Internet: www.schulz-kirchner.de

2., überarbeitete Auflage 2018
1. Auflage 2011
ISBN 978-3-8248-0874-8
e-ISBN 978-3-8248-0901-1

Mollweg 2, D-65510 Idstein
Vertretungsberechtigte Geschäftsführer: Dr. Ullrich Schulz-Kirchner, Nicole Eitel
Umschlagfoto: © Sebastian Kaulitzki – Fotolia.com
Lektorat: Doris Zimmermann
Fachlektorat: Dr. Claudia Iven
Umschlagentwurf und Layout: Petra Jeck, Susanne Koch
Druck und Bindung:
TZ-Verlag & Print GmbH, Bruchwiesenweg 19, 64380 Roßdorf
Printed in Germany

Inhaltsverzeichnis

Vorwort zur Reihe

Die „Ratgeber für Angehörige, Betroffene und Fachleute" vermitteln kurz und prägnant grundlegende Kenntnisse (auf wissenschaftlicher Basis) und Hilfestellungen zu ausgewählten Themen aus den Bereichen Sprachtherapie, Ergotherapie und Medizin. Die Autor(inn)en der Reihe sind ausgewiesene Fachleute, die seit vielen Jahren in der Therapie, in der Beratung und in der Aus- und Weiterbildung tätig sind.

An einer unheilbaren, fortschreitenden und die Lebenserwartung deutlich verkürzenden Krankheit wie der ALS zu leiden, stellt die Betroffenen und ihr Umfeld vor große Herausforderungen. Nicht nur die Diagnose und ihre Auswirkungen sind zu verkraften, sondern der Alltag muss völlig neu organisiert werden, um dem Betroffenen eine aktive, teilhabende und positiv erlebte verbleibende Lebenszeit zu ermöglichen. Dieser Ratgeber möchte dazu beitragen, den Betroffenen und ihrem Unterstützungssystem konkrete und alltagspraktische Informationen zur Verfügung zu stellen.
In angenehm sachlicher Form stellen die Autorinnen vor, was ALS überhaupt ist, was hinter den medizinischen Fachbegriffen steckt, die im Arztgespräch oft verwendet werden, und wie ALS-Patienten geholfen werden kann. Im Mittelpunkt stehen die neben den Bewegungseinschränkungen oft besonders belastenden Schluck-, Sprech-, Atem- und Kommunikationsstörungen und wie die Sprachtherapie bei diesen Störungen zur Linderung beitragen kann. Der Ratgeber wird abgerundet mit wertvollen Hinweisen zu den mit ALS einhergehenden Bewegungsstörungen, zu den verfügbaren Hilfsmitteln zur Bewegungs- und Kommunikationserleichterung, zum psychosozialen Umgang mit der fortschreitenden Erkrankung und zu weiterführenden Informations- und Unterstützungsangeboten im Internet und in der Selbsthilfe. Es ist zu hoffen, dass dieser Ratgeber den Betroffenen und Angehörigen in ihrer schwierigen Lebenssituation eine hilfreiche Informationsquelle zur Verfügung stellt.

Dr. Claudia Iven
Herausgeberin

Vorwort der Autorinnen

ALS, Amyotrophe Lateralsklerose – die meisten Menschen hören das erste Mal von dieser Krankheit, wenn jemand in ihrem Umfeld, ihrer Familie oder aber sie selbst daran erkrankt sind. Eine Diagnose, die in einem Krankenhaus ausgesprochen wird, nach einem kurzen Aufenthalt mit einigen Untersuchungen; von einem Arzt, den man vorher noch gar nicht kannte. Und der erklären muss, dass die Medizin noch nicht weiß, woher diese Erkrankung kommt und womit man sie bekämpfen kann. Patienten und Angehörige sehen sich also mit der Diagnose einer unheilbaren Krankheit konfrontiert, die in der Öffentlichkeit noch nicht sehr bekannt ist und über die es daher kaum allgemeines Wissen gibt. Zwar lassen sich über das Internet heutzutage zahlreiche (und auch wirklich gute und seriöse) Informationen finden, aber auch viel Verwirrendes, Widersprüchliches oder Ängstigendes.

Wir haben in unserer Arbeit mit Patienten (und auch Angehörigen) festgestellt, dass es sehr unterschiedliche Herangehensweisen an den Umgang mit dieser Krankheit gibt, die alle von der Individualität der Personen geprägt und daher auch nicht als richtig oder falsch zu werten sind. Gerade bei einer so schwerwiegenden Erkrankung wie der ALS, die über eine ständige Verschlechterung unabänderlich zum Tod führt, kann es keinen einzigen Weg des Umgangs geben, keine Leitlinie, die für alle sinnvoll und richtig ist.

Dieser Ratgeber soll Bereiche darstellen, mit denen Patienten und Angehörige im Verlauf der Erkrankung konfrontiert werden, und dazu umfassendere Informationen, hilfreiche Hinweise oder auch thematische Einschätzungen geben. Er soll Tipps und Hilfen für den Alltag vermitteln, Denkanstöße geben und zur weiteren gezielten Beschäftigung mit einzelnen Bereichen ermutigen. Er muss nicht wie ein klassisches Buch „von vorne nach hinten" gelesen werden, sondern ist themenbezogen konzipiert. Denn nicht mit allen Aspekten der Krankheit möchte man sich von Anfang an beschäftigen, einige Themen sind vielleicht nicht relevant – oder man möchte sie auch lieber aussparen, um sich nicht selbst „verrückt zu machen", wie es einmal ein Patient im Rahmen der Therapie ausgedrückt hat.

Vor einigen Jahren erschien ein Buch über die Pflege unheilbar kranker Patienten mit dem sprechenden Titel: „Wenn nichts mehr zu machen ist, ist noch viel zu tun." (Heller et al., 2007). Dies gilt auch im Umgang mit ALS: Denn obwohl diese Krankheit fortschreitend und unheilbar ist, lässt sich doch einiges tun, um das Leben sowohl für die Patienten als auch für ihre Angehörigen oder das pflegende Umfeld lebenswerter und einfacher zu gestalten. Dieser Ratgeber soll dabei helfen.

Da ALS-Betroffene immer wieder mit medizinischen Fachbegriffen konfrontiert werden, wurden sie auch hier im Text verwendet und bei erstmaligem Auftreten mit einer Erklärung versehen; sie sind zudem im Glossar zu finden.

ALS – Was ist das?

Amyotrophe Lateralsklerose
Die Amyotrophe Lateralsklerose (ALS) ist eine Erkrankung des motorischen Nervensystems. Sie verläuft chronisch progredient (fortschreitend).

Die Nervenzellen, die für die willkürliche Bewegungssteuerung der Skelettmuskulatur zuständig sind, nennt man Motoneurone. Vom 1. (oberen) Motoneuron, das in der motorischen Hirnrinde liegt, ziehen Axone (Nervenfortsätze) bis in das 2. (untere) Motoneuron im Hirnstamm und in die Vorderhornzellen des Rückenmarks. Diese Ausläufer des 1. Motoneurons werden als Pyramidenbahn bezeichnet. Die Fortsätze des 2. Motoneurons wiederum ziehen bis zu den Muskeln (s. Abb. 1).

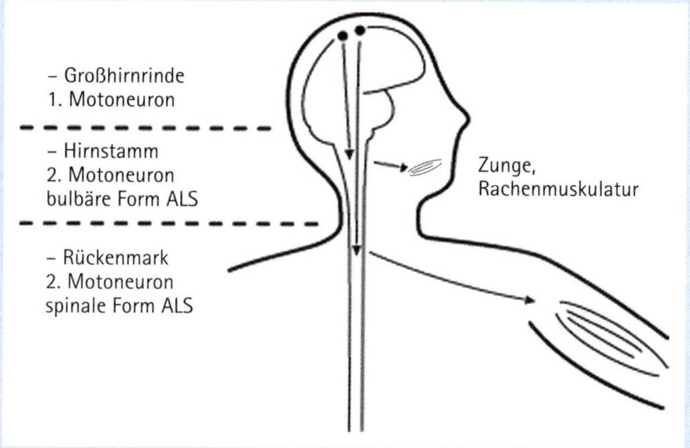

Abb. 1: Darstellung der Nervenzellen, die für die willkürliche Bewegunggsteuerung zuständig sind

(aus: Grün, Laue, Stallbohm: Logopädische Therapie bei Amyotropher Lateralsklerose. Schulz-Kirchner, 2017)

Bei der ALS kommt es zu einer Degeneration (Untergang) des 1. und 2. Motoneurons, sodass das Nervensystem in seinem peripheren wie auch zentralen Anteil gestört ist. Aufgrund der Schädigung dieser Nervenzellen können Informationen vom Gehirn nicht mehr zu den Muskeln weitergeleitet werden. Infolgedessen geht die Beweglichkeit der Extremitäten (Arme und Beine), der Rumpf- und der Schlundmuskulatur verloren.
Das Sehen, Hören, Riechen und Schmecken und das Entleeren von Blase und Darm bleiben im Krankheitsverlauf unbeeinträchtigt, sensorische Fähigkeiten wie das Spüren von Berührungen, Schmerz und Temperatur überwiegend intakt.

Lange Zeit galt die ALS als reine Erkrankung des motorischen Systems, neuere Forschung zeigt jedoch, dass es sich eher um eine Multisystemdegeneration (Abbau verschiedener Bereiche) mit Störungsschwerpunkt im motorischen System handelt. Das bedeutet, dass auch Symptome wie kognitive Einschränkungen, psychiatrische Symptome, Augenbewegungsstörungen oder parkinsonähnliche Symptome vorkommen können.
Weltweit erkranken jährlich 1-3 Menschen von 100 000 neu an ALS (= *Inzidenz*). Etwa 5 von 100 000 Menschen sind an ALS erkrankt (= *Prävalenz*). Meistens tritt die Krankheit zwischen dem 50. und 70. Lebensjahr auf, selten sind jüngere Erwachsene zwischen 20 und 30 Jahren betroffen. Männer haben im Gegensatz zu Frauen ein etwas erhöhtes Erkrankungsrisiko (1,6:1). In der Regel ist der Verlauf der ALS sehr schnell, sodass die Lebenserwartung deutlich verkürzt ist. Bei jüngerem Erkrankungsalter kann die ALS langsamer voranschreiten.
Häufig führt eine respiratorische Insuffizienz (Einschränkung der Atemtätigkeit), die durch die Lähmung der Atemmuskulatur entsteht, oder eine Aspirationspneumonie (Lungenentzündung infolge einer Schluckstörung) im Verlauf der Erkrankung zum Tod der Betroffenen.

Geschichte der ALS

Jean-Martin Charcot (1825-1893), ein französischer Neurologe, beschrieb in der Mitte des 19. Jahrhunderts als Erster die Amyotrophe Lateralsklerose. Schon damals zeigte er Symptome auf, die für die ALS typisch sind, z. B. Spastik (erhöhte Eigenspannung der Muskulatur), Kau-, Schluck- und Sprechstörungen sowie eine geringe Überlebensdauer. Er wies auf den Befall des oberen und unteren Motoneurons und auf den meist fokalen (örtlich umschriebenen) Beginn der Erkrankung hin. Weiterhin beschrieb er, dass ALS-Patienten trotz Immobilität (fehlender Bewegung) nicht zu Dekubitalulzera (Druckgeschwüren) neigen.
Charcots Beschreibungen der ALS waren von entscheidender Bedeutung. In der französischsprachigen Welt und großen Teilen Europas wird die ALS daher auch heute noch „Charcot-Erkrankung" genannt. Der im englischen Sprachraum neben der Bezeichnung ALS benutzte Begriff „motor neuron disease"/„MND" (= Motoneuronenerkrankung) geht auf William Richard Gowers zurück und umfasst alle Krankheiten, bei denen das obere, das untere oder beide Motoneuron-Gruppen betroffen sind.

Wegen der Erkrankung des in den USA sehr bekannten Baseball-Spielers Lou Gehrig wird ALS dort auch häufig „Lou Gehrig Disease" genannt. In Deutschland bekannte Persönlichkeiten, die an ALS litten, sind der Maler Jörg Immendorf und der Fußballer Krzysztow Nowak. Beide haben Stiftungen zum Thema ALS initiiert, die auch nach ihrem Tod noch weiter bestehen. Die bekannteste lebende Persönlichkeit mit ALS (mit einem sehr langsamen Verlauf) ist der englische Astrophysiker Stephen Hawking.
Zudem hat die Erkrankung im Jahre 2014 durch die „Ice-bucket-challenge" (eine Internet-Spendenkampagne mit Prominenten) vermehrt Aufmerksamkeit bekommen.

Formen der Erkrankung

Eine Ursache für die Erkrankung lässt sich bisher nicht nachweisen. Dennoch kann die ALS nach ihrer Entstehung in 3 unterschiedliche Formen eingeteilt werden:

- **Sporadische Form (sALS)**:
  Es ist die häufigste Form der ALS. Die Krankheit tritt willkürlich auf.
- **Familiäre Form (fALS)**:
  Es findet sich eine Häufung innerhalb einer Familie, die Krankheit wird dort autosomal-dominant vererbt. Diese Form tritt sehr selten (weniger als 5 % aller ALS-Erkrankten) auf.
- **Endemische Form (Guam-ALS)**:
  In sogenannten Endemiegebieten im westlichen Pazifik liegt eine deutlich höhere Inzidenz vor, d.h., die Krankheit tritt an einem bestimmten Ort gehäuft auf.

Klinisch wird unterschieden in:

- **Klassische ALS**:
  Sowohl die Motoneuronen in der Großhirnrinde (1. Motoneuron) als auch die Motoneuronen im Hirnstamm und im Rückenmark (2. Motoneuron) sind betroffen. Die Symptome beginnen in den Extremitäten oder in der Zungen-, Gesichts- und Schlundmuskulatur, entsprechend wird je nach anfänglichen Symptomen zwischen einem *spinalen* und einem *bulbären* Krankheitsbeginn unterschieden (siehe *Symptome*).
- **Progressive muskuläre Atrophie (PMA)**:
  Es sind nur die Motoneuronen des Rückenmarks betroffen, sodass es seltener, evtl. später zur bulbären Symptomatik (Sprech- und Schluckstörungen) kommt, was den Krankheitsverlauf begünstigt.
- **Progressive Bulbärparalyse**:
  Es kommt zu einem symmetrischen Abbau motorischer Hirnnervenkerne, die Symptome beschränken sich somit auf die Zungen-, Gesichts- und Schlundmuskulatur.

- **Primäre Lateralsklerose**:
  Nur das 1. Motoneuron geht zugrunde, es kommt ausschließlich zu spastischen Lähmungen. Wenn nur die bulbäre Muskulatur betroffen ist, spricht man von einer Pseudobulbärparalyse.
- **Flail-arm-Syndrom (Vulpian-Bernhard-Syndrom)/Flail-leg-Syndrom:**
  Es findet überwiegend eine Degeneration der unteren Motoneuronen statt, Symptome treten proximal (der Körpermitte nah) in den oberen Extremitäten (= flail arm) oder distal (der Körpermitte fern) in den unteren Extremitäten (= flail leg) auf.
- **ALS-FTD:**
  Es zeigen sich sowohl die klassischen Merkmale einer ALS als auch die Merkmale einer frontotemporalen Demenz (FTD) mit kognitiven Einschränkungen und Verhaltensauffälligkeiten. In zahlreichen neueren Untersuchungen hat man Zusammenhänge zwischen ALS und der frontotemporalen Demenz gefunden (Ähnlichkeiten der genetischen Defekte/Proteinverklumpungen, die im nächsten Abschnitt erklärt werden). Einige Forscher diskutieren daher inzwischen, ob es sich wohl um ein einheitliches Krankheitsbild mit unterschiedlicher Ausprägung handelt oder um verschiedene, eigenständige Krankheitsbilder.

Woher kommt die Erkrankung?

Bisher ist weiterhin unklar, woher die Erkrankung kommt und welcher Mechanismus ihr zugrunde liegt. Es gibt aber verschiedene Hypothesen zur Entstehung, die in weltweit durchgeführten Studien überprüft werden; dabei konnte bereits eine Vielzahl von Pathomechanismen identifiziert werden. Zu den Annahmen über die Ursachen einer sporadischen ALS gehören:

a) Hypothese zur „Exzitotoxizität" (auch: „Glutamat-Hypothese")

Es wird eine Störung im Rahmen der Signalübertragung zwischen Nervenzellen vermutet: Eine erhöhte Konzentration des Botenstoffes Glutamat im synaptischen Spalt (Zwischenraum zwischen zwei Nervenzellen) schädigt die beteiligten Zellen. Ob dabei eine Erhöhung der Glutamat-Ausschüttung oder eine Störung des Rücktransports von Glutamat ursächlich ist, ist noch ungeklärt.

> Der Einsatz des Wirkstoffs Riluzol (im Medikament Rilutek®) beruht auf dieser Hypothese: Er ist ein Glutamat-Gegenspieler.
> (s. dazu *Was kann man tun?*)

b) „Proteinopathie"-Hypothese

Neuere Untersuchungen gehen davon aus, dass die ALS eng mit Eiweißablagerungen (Proteinaggregaten) in den motorischen Nervenzellen und den umgebenden Stützzellen zusammenhängt. Im Mittelpunkt der Untersuchungen steht dabei das Eiweiß TDP-43, aber auch andere Eiweiße, wie FUS und SOD1, die ihre Struktur ändern und dadurch zusammengeballt werden. Diese Proteinaggregate überladen die motorischen Zellen und schädigen sie dadurch, was als *Proteinopathie* bezeichnet wird. Ein Forscherteam um Brettschneider und Braak hat erkannt, dass dieses Eiweiß in typischen Mustern von Nervenzelle zu Nervenzelle weitergegeben wird, und hat den Verlauf dieser neuropathologischen Veränderungen entsprechend in vier Stadien eingeteilt.

c) „Exogen toxische Hypothese"

Die endemische Form der ALS mit einer Häufung von Erkrankungen an einem ALS-Parkinson-Demenz-Komplex auf der Insel Guam führte zu der Annahme, dass eine Intoxikation (Vergiftung) mit der Aminosäure „ß-Methylamino-L-Alanin (BMAA)" die Erkrankung verursachen könnte – oder sie zumindest begünstigt.

d) Weitere mögliche Ursachen

In verschiedenen Studien wurden außerdem autoimmune Mechanismen, Viren sowie Defekte von Wachstumsfaktoren als mögliche Ursachen untersucht, für die aber keine überzeugenden Befunde nachgewiesen werden konnten.

e) Ursachen familiäre ALS (weniger als 5 % aller ALS-Patienten)

Die familiäre, vererbte Form der ALS wird von Wissenschaftlern auf eine Mutation des SOD1-Gens auf dem Chromosom 21 zurückgeführt. Es kommt dabei zu einem Defekt am Gen des sogenannten „Kupfer/Zink Superoxid-Dismutase-Enzyms", das für den Zellstoffwechsel notwendig ist. Das SOD1-Gen ist bei ca. 10-20 % der fALS-Patienten verändert (ebenso bei ~ 3 % der sporadisch erkrankten Patienten). Zu seinen Aufgaben gehört eigentlich die Entgiftung der Zellen von Sauerstoffradikalen; durch die Mutation wird die Superoxid-Dismutase jedoch selbst zum Giftstoff.

Inzwischen sind mit C9orf72, FUS, TDP-43 und TBK1 weitere ALS-Gene identifiziert worden, die zusammen für weit mehr als die Hälfte aller europäischen fALS-Fälle verantwortlich sind.

Medizinische Diagnostik

Die medizinische Diagnostik der Amyotrophen Lateralsklerose beruht im Wesentlichen auf

a) dem Nachweis bestimmter Symptome, die auf eine Schädigung des ersten sowie des zweiten Motoneurons hinweisen, sowie
b) dem Ausschluss möglicher anderer Erkrankungen.

Es gibt also keinen biologischen „Marker", der die Feststellung der Erkrankung eindeutig ermöglicht.

Grundlagen der medizinischen Diagnostik wurden erstmalig 1990 in den sogenannten „El Escorial Kriterien" der World Federation of Neurology festgelegt. Diese sollten eine gemeinsame Basis für die Durchführung internationaler Studien ermöglichen, haben sich jedoch im Lauf der Zeit für den klinischen Alltag als zu wenig *sensitiv* erwiesen, d. h., sie bilden frühe Erkrankungsstadien nicht genügend ab. Daher wurden die El-Escorial-Kriterien in einer revidierten Form genutzt, die aber weiterhin zu rigide ist, sodass die endgültige Diagnose nicht früh genug gestellt werden kann und Patienten lange im Stadium einer „möglichen ALS" verbleiben. Im Jahr 2006 trafen sich Experten, um die Rolle klinisch-neurophysiologischer Untersuchungen wie Elektromyographie und -neurographie in der Diagnostik zu stärken, sie entwickelten als Fortführung der erweiterten El-Escorial-Kriterien die Awaji-Kriterien, die die genannten Untersuchungsergebnisse auf eine Stufe mit klinischen Veränderungen stellen. Für Deutschland finden sich Diagnosekriterien in den Leitlinien der Deutschen Gesellschaft für Neurologie (DGN), die diese Schwierigkeiten der El-Escorial-Kriterien berücksichtigen und in der aktuellen Fassung auf „in Kürze" veröffentlichte neue Kriterien verweisen. Zur Diagnose einer ALS gehören demnach obligatorisch (verpflichtend):

- eine umfassende klinisch-neurologische und klinisch-neuropsychologische Untersuchung durch einen Arzt
- die Elektromyographie und -neurographie (Untersuchungen der Erregungsleitung bzw. Impulsausbreitung in den Nerven)
- die Messung der Vitalkapazität (= Atemtätigkeit)
- die Messung des Körpergewichts, Erstellen des Body-Mass-Index
- eine Laboruntersuchung der Blutwerte
- evtl. bildgebende Verfahren (Magnet-Resonanz-Tomographie = MRT), falls differenzialdiagnostisch sinnvoll

Ergänzend können u.a. folgende Untersuchungen hinzukommen:

- eine Untersuchung des Liquors (Nervenwassers)
- eine Muskelbiopsie (Entnahme und Analyse von Muskelgewebe)
- eine neuropsychologische Testung, z.B. mit dem Edinburgh Cognitive and Behavioural ALS Screen (ECAS)
- eine erweiterte Labordiagnostik der Blutwerte
- umfangreichere MRT-Aufnahmen
- HNO-ärztliche Untersuchung und Schluckdiagnostik

Diese Diagnostik wird meist auf Basis eines Anfangsverdachts (z.B. nach Einweisung durch einen niedergelassenen Neurologen) während eines mehrtägigen stationären Aufenthaltes in einer Klinik durchgeführt. Dabei erfolgt neben der medizinischen Diagnostik in den meisten Fällen auch eine erste therapeutische Befundaufnahme (z.B. durch Ergotherapie, Logopädie, Neuropsychologie und Physiotherapie).

Bei Verdacht auf die familiäre Form der ALS kann zusätzlich eine genetische Testung in Bezug auf die genannten Gene durchgeführt werden.

Zur Einschätzung des Krankheitsverlaufs wird (vor allem im englischsprachigen Raum, zunehmend aber auch in Deutschland) meist die „ALS-Functional Rating Scale" *ALS-FRS* eingesetzt, die Funktionen wie Sprechen und Schlucken, aber auch Alltagsaktivitäten wie Anziehen oder Treppensteigen mit Punktwerten von 0-4 bewertet. Die überarbeitete Form des Bogens („ALS-FRS-R" für „revised" = überarbeitet) macht zusätzlich Angaben zur Atemfunktion. Damit sollen eine quantitative Einschätzung des Schweregrades und ein Vergleich zwischen Patienten möglich werden, was besonders für die Durchführung von Studien wichtig ist.

Symptome

Die ALS ist charakterisiert durch eine fortschreitende muskuläre Schwäche der Skelettmuskulatur. Es kommt zur Atrophie (Verkümmerung) der Muskeln, zu Faszikulationen (unwillkürliche Muskelzuckungen) und eventuell auch zu Crampi (Muskelkrämpfen) und Spastik (erhöhte Eigenspannung der Muskulatur). Weiterhin können hinzukommen:

- Dysarthrie (Störungen des Sprechens)/Dysarthrophonie (Kombination aus Störungen der Atmung, Stimmgebung, Artikulation)
- Dysphagie (Störung des Schluckens)
- Dyspnoe (erschwerte Atmung)
- Velumparese (Lähmung des Gaumensegels)
- Enthemmungsphänomene (z.B. pathologisches Lachen, Weinen, Gähnen)

Erst wenn 30-50% der Nervenzellen geschädigt sind, fallen Muskelschwäche und Muskelschwund auf.

Abhängig von den ersten Symptomen wird zwischen einem *spinalen* oder *bulbären* Krankheitsbeginn unterschieden:

Spinal: Oft tritt zunächst eine einseitige Muskelschwäche der oberen oder unteren Extremitäten auf, die mit Ungeschicklichkeit durch eine Atrophie der Handmuskulatur verbunden ist. Ebenso kann es zu Gangunsicherheit und häufigen Wadenkrämpfen kommen. Im Verlauf der Erkrankung kann die Symptomatik auf alle Extremitäten übertreten.

Bulbär: Eine undeutliche Artikulation entwickelt sich zu einer Dysarthrie. Es kann zu vermehrtem Speichelfluss, einer Zungenrandatrophie (seitlichem Zungenmuskelschwund) und Faszikulieren der Zunge kommen. Außerdem tritt früh im Verlauf der Erkrankung eine Dysphagie auf.

25% aller ALS-Fälle beginnen mit Sprech- bzw. Schluckstörungen. Die *bulbär* beginnende ALS verläuft häufig dramatischer und schneller, da mit der Einschränkung von Schlucken und Atmen lebenswichtige Funktionen betroffen sind. Bei einem *spinalen* Krankheitsbeginn treten diese Symptome später auf. Insgesamt entwickeln etwa ¾ aller Patienten im Verlauf der Erkrankung eine bulbäre Symptomatik mit Dysarthrie, Dysphagie und Velumparese.

Beteiligtes System	Mögliche Symptome
1. Motoneuron	▪ gesteigerte Eigenreflexe ▪ Spastik ▪ Babinski-Zeichen (pathologischer Reflex der Fußsohle) ▪ erhöhter Muskeltonus
2. Motoneuron	▪ Muskelschwäche ▪ Muskelatrophie ▪ Crampi (Muskelkrämpfe) ▪ Faszikulationen

Was kann man tun?

Da die Ursache der ALS bisher nicht geklärt werden konnte, gibt es keine Möglichkeit, die Krankheit zu heilen.
Es wird versucht, den Krankheitsverlauf durch Medikamente zu verlangsamen. Primär geht es jedoch um eine symptomatische Therapie, bei der die Beschwerden, die durch die ALS entstehen, behandelt werden, um dem Patienten so eine verbesserte Lebensqualität zu bieten.

Medikamente

Riluzol

Möglichst frühzeitig nach der Diagnosestellung kann mit einer sogenannten „neuroprotektiven Therapie" begonnen werden: Hierbei wird durch den Wirkstoff Riluzol die Wirkung des Neurotransmitters (Nervenbotenstoff) Glutamat gehemmt, um so den Untergang der motorischen Nervenzellen zu verzögern.
Diese Therapieform setzt demnach an einer möglichen Krankheitsursache an, kann jedoch trotzdem nicht zu einer Heilung führen oder den Krankheitsverlauf stoppen.
In Deutschland ist Rilutek® zurzeit das einzige Medikament mit dem Wirkstoff Riluzol, das auf dem Markt ist. Im Durchschnitt bewirkt die Einnahme von täglich 2 x 50 mg Riluzol eine Lebensverlängerung von etwa drei Monaten. Abzuwägen ist dieser Nutzen gegenüber den möglichen Nebenwirkungen. Da Beschwerden wie zum Beispiel Übelkeit, Kraftlosigkeit und erhöhte Leberwerte sehr häufig (betrifft mehr als 1 von 10 Patienten), andere wie Benommenheit, Schmerzen, Erbrechen häufig (zwischen 1 von 10 und 1 von 100 Patienten) vorkommen, kann die Einnahme des Medikamentes zu einer deutlichen Beeinträchtigung des Befindens führen.

„Riluzol" ist der Name des Wirkstoffes, „Rilutek®" der Handelsname eines Medikamentes mit diesem Wirkstoff. Häufig gibt es verschiedene Medikamente mit ein- und demselben Wirkstoff, z. T. in anderer Zusammensetzung, z. T. aber auch nur von anderen Herstellern.

Radicava

Dieses neue Medikament mit Handelsnamen „Edaravone®" ist im Mai 2017 in den USA zugelassen worden und soll nach ersten Zulassungsuntersuchungen die Symptomzunahme signifikant verringern können. Eine Zulassung in Europa steht noch aus. Es wird als Infusion verabreicht.

Andere Versuche, die Erkrankung kausal (bezüglich ihrer möglichen Ursache) zu behandeln, z.B. mit Vitamin E, Lithium, weiteren Antioxidantien, Testosteron, Kreatin oder Stammzellen, zeigten bisher keine Erfolg versprechende Wirkung (vgl. „Leitlinien für Diagnostik und Therapie in der Neurologie. Amyotrophe Lateralsklerose" 2015).
Es stehen jedoch einige Medikamente zur Verfügung, die ALS-bedingte Symptome (z.B. Muskelkrämpfe, Speichelfluss) vermindern können. Auf diese wird an entsprechender Stelle noch eingegangen.
An größeren Kliniken werden mitunter Studien durchgeführt, an denen Betroffene unter bestimmten Bedingungen teilnehmen können, um die Erforschung der ALS zu unterstützen.

Therapien

Da die Symptome der Amyotrophen Lateralsklerose verschiedenste Fachbereiche betreffen, ist bei der Behandlung ein interdisziplinäres Team aus Ärzten, Physiotherapeuten, Ergotherapeuten, Logopäden, Psychologen, Sozialarbeitern und Pflegekräften wünschenswert. Therapeutische Maßnahmen werden vom behandelnden Arzt verschrieben, die Kosten übernehmen die Krankenkassen.

Physiotherapie

Die Physiotherapie soll den Verlust der Muskelfunktion möglichst lange hinauszögern. Durch passive Dehnung der Muskeln wird ihrer Verkürzung und möglichen Kontrakturen (dauerhafte Verkürzungen von Muskeln und Funktions- und Bewegungseinschränkungen von Gelenken) vorgebeugt. Die Durchblutung sowie der Stoffwechsel werden verbessert.
Ein weiterer wichtiger Behandlungsbereich der Physiotherapeuten ist die Atemtherapie, in deren Rahmen die vorhandene Atemfunktion möglichst lange erhalten und die Fähigkeit zum Abhusten von Sekret unterstützt werden sollen.

Ergotherapie

Der Schwerpunkt der ergotherapeutischen Behandlung liegt vor allem darauf, durch Übungen zu alltäglichen Bewegungsabläufen (ATL = Aktivitäten des täglichen Lebens) sowie durch die Versorgung mit Hilfsmitteln (z.B. Greifzange, Rollstuhl) den Alltag zu erleichtern.
Zudem wird in der Ergotherapie – überschneidend mit der Physiotherapie – am Erhalt der Muskelfunktion gearbeitet. In der Regel geschieht dies in Form einer sogenannten „sensomotorisch-perzeptiven Behandlung", vorwiegend an den Händen, den Armen und dem Rumpf.

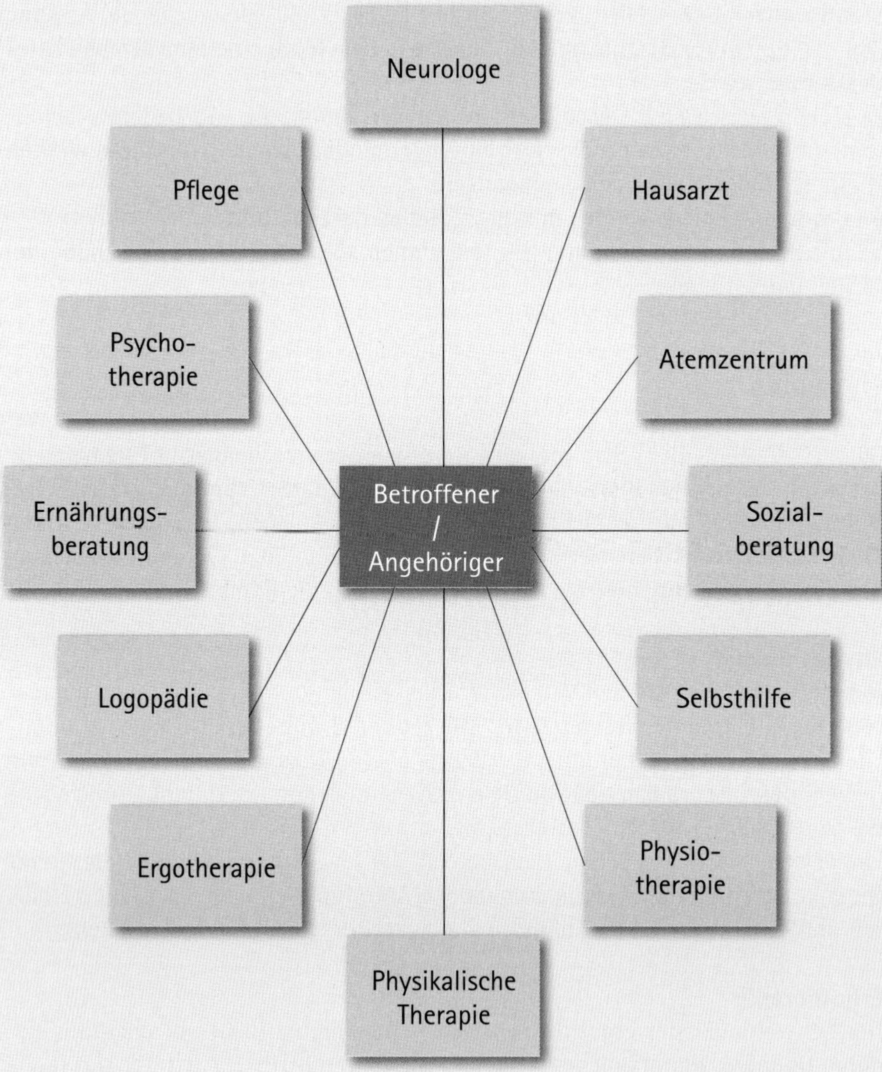

Abb. 2: Schaubild Betreuung im Team

Logopädie

Die Logopädie befasst sich mit der Behandlung der Dysphagie und der Dysarthrie. Die Auswirkungen der bulbären Symptomatik sollen möglichst lange hinausgezögert werden. Zeitgleich werden Strategien geübt und Hilfen erarbeitet, um bestehende Einschränkungen zu kompensieren und so die Kommunikation und die orale Nahrungsaufnahme so lange wie möglich zu erhalten.
Wie auch in der Physiotherapie wird in der logopädischen Behandlung intensiv an der Atmung gearbeitet.

Physikalische Therapie

Verschiedene physikalische Anwendungen wie z. B. Massagen, Kälte- und Wärmetherapie oder Elektrotherapie können helfen, die Muskulatur zu lockern und die Durchblutung zu fördern.

Psychotherapie

Um die Krankheit und alle damit zusammenhängenden Umstände zu verarbeiten, gibt es die Möglichkeit einer psychotherapeutischen Begleitung. Sie kann in Form von Gesprächsgruppen wie auch in Einzelbehandlungen stattfinden.
Dieses Angebot besteht ebenso für die Angehörigen, die neben der Krankheitsverarbeitung oft auch durch die Pflegesituation überlastet und im Alltag sehr beansprucht sind.

Weitere Verfahren

Es gibt noch eine Vielzahl weiterer Methoden und Ansätze, die von Patienten mit ALS als hilfreich und wohltuend empfunden werden, wie zum Beispiel (in alphabetischer Reihenfolge):

Akupunktur	Kraniosakrale Therapie/Osteopathie
Entgiftung	Pflanzliche Präparate, z. B. Bachblüten
Entspannungstechniken	Reiki
Homöopathie	Yoga

Aus therapeutischer Sicht kann in Bezug auf diese einzelnen Behandlungsformen keine Empfehlung gegeben werden. Grundsätzlich gilt jedoch, dass betroffene Patienten all das tun sollten, was ihnen Erleichterung und Wohlgefühl verschafft und vom zeitlichen und organisatorischen Aufwand her sinnvoll machbar ist.

Vorsicht ist aber bei allen Maßnahmen geboten, die vorgeben, ALS heilen zu können. Diese kosten oft sehr viel Geld und wecken Hoffnungen, die sie auf keinen Fall erfüllen können bzw. werden.

Selbsthilfe

In den meisten Regionen finden sich Selbsthilfegruppen (meistens von der Deutschen Gesellschaft für Muskelkranke e.V. [DGM]), in denen sich Betroffene und Angehörige zu einem Austausch treffen. Neben praktischen Tipps (z.B. zu Therapieansätzen, Hilfsmitteln, Behördengängen, ...) kann der Kontakt zu anderen Menschen, die sich in der gleichen Situation befinden, sowohl für die Patienten wie auch für deren Angehörige sehr entlastend sein.

Sozialberatung

Sozialberatungsstellen speziell für Menschen mit ALS finden sich bei der Deutschen Gesellschaft für Muskelkranke e.V. (www.dgm.org), in ALS-Zentren (www.als-netz.de) oder in Kliniken.

Die Sozialberatung kann eine Anlaufstelle sein, wenn sich z.B. Fragen ergeben zu:

- der Sicherstellung der Pflege und Versorgung
- der Kranken-, Pflege- oder Rentenversicherung
- der Rehabilitation (sowohl medizinisch als auch beruflich)
- dem Behindertenrecht oder zu Fragen der Sozialhilfe
- der Vermittlung von spezialisierten Ärzten, Therapeuten
- der Kontaktaufnahme zu regionalen Selbsthilfegruppen

Grundprinzipien im Umgang mit ALS (in Therapie und Alltag)

Die therapeutischen Maßnahmen sind bei ALS-Patienten auf Kompensation (Ausgleich) und Adaption (Anpassung) und nicht auf Restitution (Wiederherstellung) ausgerichtet. Da die im Krankheitsverlauf verloren gegangenen Funktionen nicht wiedererlangt werden können, geht es also nicht um deren Erarbeitung und Wiederherstellung. Vielmehr sollen eingeschränkte Leistungen durch noch stabile Fähigkeiten ausgeglichen werden. Die aktuellen Bedürfnisse und Möglichkeiten des Betroffenen bestimmen die Interaktionen in Therapie und Alltag.

Folgende Prinzipien sind in beiden Bereichen anzuwenden:

- Eine Stabilisierung, also ein möglichst langer Erhalt der aktuellen Funktionen, ist anzustreben:

Das bedeutet für die Therapie: Vorhandene Fähigkeiten müssen unterstützt und gestärkt, schwindende Funktionen sollten durch kompensatorische Hilfen ausgeglichen werden.

Das bedeutet für den Angehörigen/Alltag: Alle auf den Betroffenen abgestimmten Hilfen und Übungen sollten regelmäßig eingesetzt werden, damit veränderte erleichternde Aktivitäten in den täglichen Handlungsablauf integriert werden können (dabei Anstrengungen meiden).

Das bedeutet für den Betroffenen: Die Eigenwahrnehmung fördern, indem man sich fragt: „Was tut mir gut, was strengt mich an?" Bereitschaft zeigen, veränderte, erleichternde Handlungsabläufe auszuprobieren und einzusetzen.

- Keine Überanstrengung:

Das bedeutet für die Therapie: Der Patient sollte nach einer Behandlung erholter gehen, als er vorher gekommen war. Der Therapeut sollte den Patienten gut beobachten, um Anzeichen von Ermüdung rechtzeitig wahrzunehmen (Patienten sagen häufig nicht, wenn es ihnen zu viel wird, sie gehen davon aus, dass „viel üben" auch „viel hilft"). Gerade kraftbezogene Übungen führen aber zu einer krankheitstypischen Ermüdung der Muskulatur und bergen die Gefahr eines vorzeitigen Funktionsverlustes.

Das bedeutet für den Angehörigen/Alltag: Alles kann getan werden, solange es keine Anstrengung erfordert. Wenn z. B. das Sprechen nach einiger Zeit ermüdet, kann ein Sprachcomputer benutzt werden. Wenn Geselligkeit nach einiger Zeit zu anstrengend wird, kann ein kurzzeitiger Rückzug Entspannung bringen.

Das bedeutet für den Betroffenen: Die Wahrnehmung für ermüdende, anstrengende Tätigkeiten schärfen; diese Aktivitäten dann meiden, kompensieren oder sich zu einer bewussten Entspannung zurückziehen.

- Art und Dauer der Anforderungen sollen dem aktuellen Zustand des Patienten angepasst sein:

Das bedeutet für die Therapie: Innerhalb des schwindenden Handlungsspektrums müssen Anforderungen stets verändert werden. Der Patient sollte in der Wahrnehmung gefördert werden: „Was brauche ich heute, was würde mir jetzt gut tun?"

Das bedeutet für den Angehörigen/Alltag: Jeder Tag kann anders aussehen. Der Patient sollte die Möglichkeit haben, kurzfristig zu entscheiden, ob Aktivitäten stattfinden oder nicht.

Das bedeutet für den Betroffenen: Auf die Befindlichkeit achten. Aktivitäten sollten leicht durchzuführen sein; möglichst nichts erzwingen.

- Häufige Erholungspausen einplanen:

Das bedeutet für die Therapie: Aktive und passive Übungseinheiten abwechseln lassen. Im Laufe der Erkrankung werden passive Übungen immer mehr Raum einnehmen.

Das bedeutet für den Angehörigen/Alltag: Viele Pausen einplanen!

Das bedeutet für den Betroffenen: Viele Pausen einplanen!

> Unter „aktiven Übungen" verstehen wir lockere, physiologische Bewegungen, die der Patient selbst ausführt, ohne sich dabei stark zu belasten.

- **Anzeichen von Ermüdung rechtzeitig wahrnehmen:**

Das bedeutet für die Therapie: Siehe *Keine Überanstrengung*
Das bedeutet für den Angehörigen/Alltag: „Reserven" erhalten; niemals bis an die Grenzen der Belastbarkeit herangehen und Erholungszeiten fest einplanen.
Das bedeutet für den Betroffenen: Siehe *Angehörige/Alltag*

- **Passive Teilnahme akzeptieren:**

Das bedeutet für die Therapie: Bei der Durchführung von Übungen werden passive Übungen (der Patient befindet sich in einer entspannten Position und lässt vom Therapeuten Übungsmaßnahmen an sich durchführen) immer mehr Raum einnehmen.
Das bedeutet für den Angehörigen/Alltag: Angehörige sollten mit Einverständnis des Betroffenen „hilfreich zur Hand gehen" dürfen: also z. B. gelegentlich Handlungen abnehmen, wenn es aktuell erforderlich ist; aber auf keinen Fall jede Aktivität übernehmen (nicht „bemuttern"). In diesem Sinne sollten Angehörige aufmerksam sein für sinnvolle Hilfsangebote.
Das bedeutet für den Betroffenen: Hilfe und Unterstützung annehmen können, wenn es die aktuelle Situation erfordert. Angehörige, Freunde und andere um Unterstützung bitten. Auch mal Aufgaben delegieren, um sich selbst zu schonen.

- **Helfende Maßnahmen sollten einen Bezug zum Alltag haben:**

Das bedeutet für die Therapie: Therapeutische Anforderungen und Übungen sollten am Alltag des Patienten orientiert sein, d. h., der Behandelnde sollte sich immer wieder die Frage stellen: „Welche Alltagsaktivität des Patienten wird durch diese Übung erleichtert?" So macht es durchaus Sinn, den Patienten z. B. bei der Mundpflege zu beobachten und gemeinsam Strategien und Übungen zu erarbeiten, die diesen Handlungsablauf erleichtern.
Das bedeutet für den Angehörigen/Alltag: Angehörige sollten in jeder aktuellen Situation mit dem Betroffenen entscheiden, ob Unterstützung angezeigt ist oder ob der Betroffene es alleine versucht. In der Regel entwickelt sich im Verlauf der Erkrankung die „richtige" Wahrnehmung für sinnvolle Unterstützung.
Das bedeutet für den Betroffenen: Die Bewältigung des Alltags ist bereits Übung! („Viel üben hilft nicht viel"). Hilfreich ist es außerdem, Erleichterungen, Strategien und Hilfen anzunehmen und auszuprobieren.

- Funktionsverlusten vorbeugen:

Das bedeutet für die Therapie: In der Behandlung werden Stimulationen und Bewegungsübungen eingesetzt, um Funktionsverlusten vorzubeugen, die durch Inaktivität entstehen.

Das bedeutet für den Angehörigen/Alltag: Nur therapeutisch erarbeitete Stimulationen sollten im Alltag eingesetzt werden, da diese dem aktuellen Zustand des Betroffenen angepasst sind.

Das bedeutet für den Betroffenen: Siehe *Angehörige/Alltag.*

- Alle den Patienten entlastenden, für ihn hilfreichen Maßnahmen sind erlaubt:

Das bedeutet für die Therapie: Manchmal entwickelt der Patient selbstständig Techniken zum besseren Schlucken, Atmen, Sprechen oder Bewegen, die dem Außenstehenden merkwürdig erscheinen. Therapeuten sollten diese akzeptieren, ggf. verstärken und stabilisieren helfen, wenn sie nicht langfristig nachteilig wirken (sogenannte „sekundäre Schädigungen").

Das bedeutet für den Alltag: Siehe *Therapie*

Das bedeutet für den Betroffenen: Der Betroffene wird selbst wahrnehmen lernen, was erleichtert, stützt und hilfreich ist. Oft entwickelt er individuelle kreative Lösungen, die Außenstehenden unvorteilhaft erscheinen. Aber diese sind für die jeweilige Situation oft die richtigen Hilfen; ihr langfristiger Nutzen sollte allerdings mit dem Arzt/Therapeuten besprochen werden.

- Interdisziplinäre Zusammenarbeit:

ALS-Patienten werden in der Regel von mehreren Therapeuten unterschiedlicher Fachrichtungen (z.B. Physio-, Ergotherapeuten, Logopäden und eventuell weiteren) behandelt. Besonders im ambulanten Bereich ist ein regelmäßiger Austausch über Therapieziele, Vorgehensweisen und Patientenwünsche wichtig. Weiterhin sollte ein Austausch der therapeutischen Disziplinen mit dem behandelnden Arzt, den Pflegenden, den Angehörigen und selbstverständlich dem Betroffenen stattfinden. Gemeinsam bilden alle ein Team, das dem Betroffenen therapeutisch, behandelnd, pflegend und versorgend zur Seite steht.

Schluckstörung

Neben der lebensnotwendigen Sicherung des Energie- und Flüssigkeitshaushaltes kommt der Nahrungsaufnahme eine große Bedeutung für die Lebensqualität zu. Essen verschafft Genuss, gemeinsame Mahlzeiten haben einen hohen Stellenwert im sozialen und kommunikativen Miteinander.
Durch den Untergang motorischer Nervenzellen im Hirnstamm kommt es im Krankheitsverlauf zu einer Dysphagie (Kau- und Schluckstörung). Die am Kauen und Schlucken beteiligte Muskulatur baut ab, es entstehen Lähmungen und Koordinationsstörungen, sodass der Schluckakt auf verschiedenste Weise gestört sein kann. Das Essen dauert länger und ist für den Betroffenen anstrengend, die orale Nahrungs- und Flüssigkeitsaufnahme ist nur eingeschränkt möglich. Infolgedessen sind eine Gewichtsabnahme bis hin zur Kachexie (Mangelernährung) sowie Dehydration/Exsikkose (Austrocknung) häufig. Zudem kann es zu einer Aspiration (Eintritt von Speichel, Flüssigkeiten und Nahrung in die Lunge) kommen. Dies birgt die Gefahr einer akuten Dyspnoe (Luftnot) durch eine Verlegung der Atemwege oder einer Pneumonie (Lungenentzündung). Damit der Betroffene das Essen und Trinken so lange wie möglich auf natürlichem Wege durchführen kann, sollte bereits bei den ersten Symptomen einer Schluckstörung mit einer Behandlung begonnen werden.
Diese zielt nicht auf eine Wiederherstellung verloren gegangener Funktionen ab (siehe *Grundprinzipien im Umgang mit ALS)*, sondern versucht, den Ist-Zustand so lange wie möglich zu stabilisieren und durch adaptive und kompensatorische Maßnahmen den Schluckvorgang im Alltag zu unterstützen.

Anzeichen, die auf eine Dysphagie hinweisen können

- langsame Essgeschwindigkeit
- Ermüdung durch Essen und Trinken
- Gewichtsabnahme (kann allerdings auch durch Verlust von Muskelmasse oder gesteigerten Energieumsatz verursacht sein)
- gurgelnde Stimme nach dem Schlucken
- nach dem Schlucken im Mundraum verbleibende Nahrungsreste
- durch die Lippen oder die Nase austretende(r) Nahrung oder Speichel
- unklare Erhöhung der Körpertemperatur

- Lungenentzündung/Bronchitis
- das Gefühl, es bleibe Nahrung „im Halse stecken"
- Verschlucken beim Essen oder Trinken

Symptomatik

Am Schluckvorgang ist eine Vielzahl von Muskeln beteiligt. Kommt es im Verlauf der ALS-Erkrankung zu Lähmungen dieser Muskeln, können verschiedene Probleme auftreten, die die Nahrungsaufnahme erschweren.
Infolge eines verminderten Lippenschlusses treten häufig Nahrung und Speichel aus. Ist die Zunge in Kraft und Beweglichkeit eingeschränkt, fällt der Transport des Speichels und der Nahrung in den Rachenraum schwer, zudem kann es zu einer verspäteten oder verminderten Auslösung des Schluckreflexes kommen. Manchmal kommt es zu einer Lähmung des Gaumensegels, wodurch während des Schluckens Nahrung in die Nase gelangt.
Bei einer Schwächung der pharyngealen Muskulatur (Rachenmuskulatur) ist der Transport der Nahrung durch den Schlund bis in die Speiseröhre gestört. Der Schluckablauf geschieht zu langsam, es bleiben eventuell kleine Nahrungsreste zurück, die unter Umständen auch aspiriert werden. Die beim gesunden Schluckablauf vollständige Abdichtung der Luftröhre gelingt nur unzureichend, es gelangt Nahrung oder Speichel in die Atemwege. Oft kommt erschwerend hinzu, dass der Hustenstoß, der als Schutzreflex Fremdkörper aus den Atemwegen herauskatapultieren soll, nur noch schwach ist.

Behandlungsmöglichkeiten

In der Dysphagie-Behandlung ist es besonders wichtig, den Schluckablauf regelmäßig zu beurteilen, um so auf Veränderungen frühzeitig eingehen zu können. In der Regel geschieht dies durch einen Logopäden, teilweise führen jedoch auch Physio- oder Ergotherapeuten diese Behandlung durch.
Bei einer Untersuchung wird die am Schlucken beteiligte Muskulatur auf Funktionseinschränkungen hin überprüft. Zudem wird das Schlucken von verschiedenen Konsistenzen (fest/breiig/flüssig) beurteilt. Wichtig ist auch, zu wissen, inwieweit Schutzreflexe wie willkürliches Räuspern und Husten möglich sind. Die so gewonnenen Erkenntnisse sind notwendig, um im Rahmen der Dysphagie-Behandlung ein angemessenes Schluck-Management durchzuführen. Das be-

deutet, dass (natürlich immer wieder aktualisiert) festgelegt wird, was gegessen werden darf und worauf dabei geachtet werden sollte, um das Aspirationsrisiko möglichst gering zu halten.
In der Therapie werden hilfreiche Maßnahmen erarbeitet, die den Schluckablauf unterstützen, sodass eine Nahrungsaufnahme so lange wie möglich realisierbar bleibt. Dies können eine Anpassung der Nahrungskonsistenz sein, wie das Pürieren von Speisen oder das Andicken von Flüssigkeiten, das Erlernen bestimmter Kopfhaltungen und Schlucktechniken oder Schutzmaßnahmen, wie ein willkürliches Husten nach dem Schlucken.
Wichtig ist, dass der Betroffene sein Schlucken auch im Zusammenspiel mit Haltung und Atmung aufmerksam wahrnimmt und bewusst durchführt. Hilfreich kann auch ein Schluckprotokoll sein, in dem vermerkt wird, was wann gegessen oder getrunken wurde und ob es dabei zu Problemen kam. So kann herausgefunden werden, ob bestimmte Konsistenzen, z. B. krümelige Nahrungsmittel, vermieden werden sollten (Kochtipps dazu unter Nißle et al., 2016).
Wenn der Betroffene nicht mehr ausreichend Kalorien zu sich nehmen kann und/oder einem Gewichtsverlust vorgebeugt werden soll, kann eine professionelle Ernährungsberatung erfolgen. Das Essen kann dann mit zusätzlichen Kalorien angereichert werden oder der Betroffene nimmt spezielle hochkalorische Getränke zu sich, die zusätzliche Vitamine und Mineralien enthalten, sodass die Aufnahme ausreichender Nährstoffe erleichtert und sichergestellt wird. Laut einer Studie gibt es Hinweise darauf, dass es bei 50 % der Patienten mit sporadischer ALS und sogar bei 100 % der Patienten mit familiärer ALS zu einem Hypermetabolismus (gesteigerten Stoffwechsel) kommt (vgl. Funalot 2005). In diesem Fall sind die Betroffenen umso mehr auf eine hochkalorische Diät angewiesen, da eine Mangelernährung eine ungünstige Wirkung auf den Krankheitsverlauf nimmt.
Mit zunehmender Symptomatik wird es für die Betroffenen schwierig, den Bedarf des Körpers an Kalorien, Nährstoffen und Flüssigkeiten über eingenommene Mahlzeiten zu decken. Eine Möglichkeit, die orale Nahrungsaufnahme zu umgehen, ist die Ernährung über eine Magensonde. Hierauf wird im Abschnitt *PEG-Sonde* näher eingegangen.
Auch mundmotorische Übungen kommen eventuell zum Einsatz. Ihre Bedeutung liegt dann jedoch nicht darin, die Muskeln zu trainieren bzw. zu kräftigen (siehe *Grundprinzipien im Umgang mit ALS*), sondern die Sensibilität und Eigenwahrnehmung zu fördern, um so die Muskeln auf das Schlucken vorzubereiten.
Wichtig ist, dass die in der Behandlung erarbeiteten Hilfen bei jeder Mahlzeit umgesetzt werden, um eine Erleichterung für den Alltag zu schaffen. So müssen auch die anwesenden Angehörigen, Freunde und Helfer mit einbezogen und informiert werden. Zum Beispiel sollten sie wissen, dass der ALS-Patient sich auf

das Essen konzentrieren muss und nicht abgelenkt werden darf (wie durch Plaudern oder einen eingeschalteten Fernseher), damit das Risiko einer Aspiration möglichst gering gehalten wird.

Allgemeine Regeln/Hilfen für die Nahrungsaufnahme

- auf stabile aufrechte und symmetrische Haltung achten, der Kopf sollte gerade oder leicht nach vorne gebeugt sein (keine Überstreckung nach hinten)
- aufgrund der raschen Ermüdbarkeit bei ALS lieber mehrere kurze Mahlzeiten einnehmen
- genug Zeit und Ruhe für die Nahrungsaufnahme einplanen
- aufmerksam essen, Ablenkung vermeiden
- nicht während der Mahlzeiten reden
- nur kleine Bissen/Schlucke nehmen
- nach jedem Schluck eine kleine Pause einlegen
- nach dem Essen Mundhygiene durchführen
- nach den Mahlzeiten mindestens 20 Minuten sitzen bleiben, nicht gleich hinlegen

PEG-Sonde

Das Legen einer Magensonde, der PEG-Sonde (perkutane endoskopische Gastrostomie), sollte in Erwägung gezogen werden, wenn:

a) eine ausreichende Versorgung mit Nährstoffen und Flüssigkeiten durch Essen nicht mehr gewährleistet ist,
b) der Betroffene unter häufigen Aspirationen leidet oder
c) es zu wiederholten Infekten der Bronchien oder Lungen kommt.

Im Rahmen einer Magenspiegelung wird ein kleiner Plastikschlauch durch die Bauchdecke geführt und im Magen verankert. Über diesen wird dann spezielle Flüssignahrung, die mit den notwendigen Kalorien, Mineralien und Vitaminen angereichert ist, verabreicht. Auch Medikamente können auf diesem Wege gegeben werden.

Durch die Sondenernährung ist eine orale Nahrungsaufnahme theoretisch nicht mehr notwendig. Sofern die Schluckmuskulatur es zulässt, ist das Essen aber auch mit einer PEG-Sonde weiterhin möglich. Der Druck, essen zu müssen, um genügend Nahrung zu sich zu nehmen, wird jedoch auf diese Weise genommen. Auch mit einer Magensonde ist die Fortführung der Dysphagie-Behandlung notwendig. Wird auch weiterhin gegessen oder getrunken, muss der Schluckvorgang regelmäßig kontrolliert werden. Nötige Maßnahmen für das Schlucken können somit immer wieder an den aktuellen Zustand angepasst werden, um so Aspirationen vorzubeugen.
Durch die Behandlung werden die Muskeln in diesem Bereich stimuliert, was ihrem Abbau entgegenwirken soll. Zudem besteht natürlich auch mit einer Sonde die Gefahr der Aspiration von Speichel.

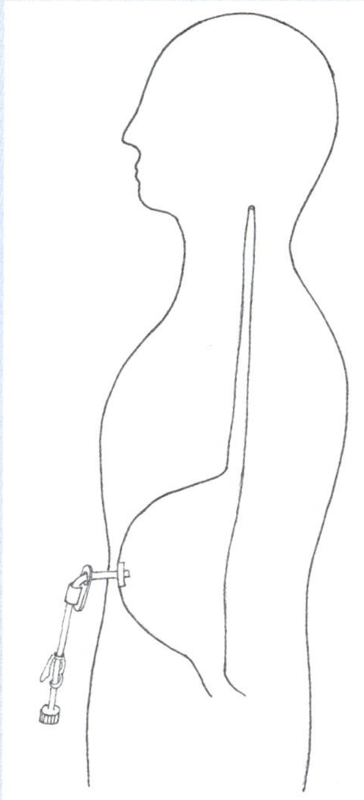

Abb. 3: PEG-Sonde

Über das Legen einer PEG-Sonde als alternative Ernährungsform sollte sich der Betroffene möglichst frühzeitig Gedanken machen, da für diesen minimal-invasiven Eingriff eine Vitalkapazität der Lunge von mindestens 50-60 % notwendig ist. Sollte diese unterschritten sein, ist inzwischen aber auch eine Anlage unter Maskenbeatmung möglich.
Die Entscheidung darüber sollte auch schriftlich in einer Patientenverfügung festgehalten werden. Möglicherweise werden lebensverlängernde Maßnahmen grundsätzlich abgelehnt. In diesem Falle sollte jedoch bedacht werden, dass es gute Argumente für eine PEG-Sonde gibt. Sie kann den Alltag deutlich erleichtern und hilft, die Nahrungsaufnahme zu sichern und den Allgemeinzustand des Patienten zu stabilisieren.

Sialorrhoe/Hypersalivation (vermehrter Speichelfluss)

Als Folge der Schluckstörung kommt es bei ALS häufig zu einem Speichelaustritt aus dem Mund. Dabei handelt es sich nicht um eine Überproduktion. Vielmehr kann der Speichel aufgrund der geschwächten Muskulatur nicht mehr häufig und effektiv genug weggeschluckt werden. Deshalb ist eigentlich die Bezeichnung „Pseudo-Hypersalivation" treffender. Zudem entweicht der Speichel wegen des unzureichenden Lippenschlusses sehr leicht aus dem Mund. Dies ist zum einen ein ästhetisches Problem für die Betroffenen, zum anderen kann es die Flüssigkeitsbilanz negativ beeinflussen. Hypersalivation führt darüber hinaus zu einer vermehrten Aspiration, was sehr unangenehm ist und das Risiko von Infektionen birgt. Manchmal kann schon eine verbesserte Kopfhaltung, z. B. durch eine gut angepasste Kopfstütze, oder das Entfernen des Speichels mit dicken Wattestäbchen für Erleichterung sorgen.
Ist dies jedoch nicht ausreichend, können verschiedene Medikamente durch eine Verminderung der Speichelproduktion Abhilfe schaffen, wie z. B.:

- Amitriptylin (z. B. Saroten®); Amitriptylin wirkt gleichzeitig auch gegen pathologisches Lachen/Weinen und depressive Reaktion
- Imipramin (z. B. Totranil®)
- Atropin (z. B. Atropinsulfuricum AWD Tabletten®)
- Scopolamin-Pflaster (z. B. Scopoderm TTS®)

Zeigen diese Medikamente keine ausreichende Wirkung, kann über eine Injektion von Botulinumtoxin Typ A in die Ohrspeicheldrüse nachgedacht werden. Die Wirkung dieser Injektion hält etwa drei Monate an und muss danach wieder aufgefrischt werden.
Wenn alle pharmakologischen Therapieversuche unbefriedigend bleiben, ist eventuell auch eine Bestrahlung der Speicheldrüsen möglich.
Das Entnehmen der Speicheldrüsen als chirurgische Maßnahme bringt bei ALS dagegen selten den gewünschten Erfolg, da es zu Nebenwirkungen wie dem Auftreten von sehr dickflüssigem Sekret oder Infektionen kommen kann.
Sollten alle Behandlungsansätze keine oder nur unzureichende Besserung erwirken, ist die Verwendung eines tragbaren mechanischen Absauggerätes hilfreich. Damit kann der Speichel ähnlich wie beim Zahnarzt im Mundraum abgesaugt werden. Eine Aspiration des Sekrets kann allerdings dadurch nicht ausgeschlossen werden, da der hintere Rachenraum auf diese Weise nicht erreicht werden kann. Voraussetzung für dieses Hilfsmittel ist entweder eine ausreichend intakte Bewegungsfähigkeit eines Armes oder aber ein Helfer, der diese Aufgabe übernimmt.

Sprechstörung

Das Sprechen ist eine komplexe Leistung, an der mehr als hundert Muskeln beteiligt sind, deren Bewegungen fein aufeinander abgestimmt erfolgen. Diese Sprechbewegungen sind automatisiert; erst wenn es zu Beeinträchtigungen kommt, bemerken wir, wie das Sprechen funktioniert. Drei ineinanderfließende Systeme machen es möglich: Atmung – Stimme – Artikulation. Auf Atmung und Stimme wird im nachfolgenden Abschnitt genauer eingegangen.
Bei einer Störung der Sprechbewegungen können Atmung, Stimme und Artikulation unterschiedlich betroffen sein. Die am Sprechvorgang beteiligten Nerven und Muskeln sind durch Lähmungen oder Koordinationsprobleme gestört. So können Zungen-, Lippen-, Kiefer-, Rachen-, Kehlkopf- oder Atemmuskeln gelähmt oder deren Bewegungen in unterschiedlicher Weise behindert sein. Ist ausschließlich die Artikulation betroffen, spricht man von einer Dysarthrie, sind Artikulation, Stimme und Atmung betroffen, von einer Dysarthropneumophonie (in der Praxis wird jedoch häufig nur von „Dysarthrie" gesprochen, ohne genauer zu differenzieren). Die schwerste Form ist die Anarthrie, sie bezeichnet das völlige Unvermögen zu sprechen.
Nach Ziegler werden Dysarthrien definiert als: „neurologisch bedingte erworbene Störungen der am Sprechvorgang beteiligten motorischen Prozesse, insbesondere der Prozesse der Ausführung von Sprechbewegungen" (Ziegler, Vogel 2010).

Symptomatik

Bei der Dysarthrie handelt es sich um eine Beeinträchtigung der elementaren Prozesse der Bewegungsausführung. Die sprechmotorischen Symptome sind Einschränkungen und Verlangsamung der Bewegungen sowie eine Tonusveränderung (Veränderung der Muskelspannung). Hieraus resultiert, dass das Sprechen unverständlich wird, sich die Stimme verändert und der Betroffene wegen einer insgesamt verlangsamten angestrengten Sprachproduktion in einem Gespräch nicht mehr flexibel reagieren kann. An dieser Stelle sei betont: Bei einer reinen Sprechstörung sind nicht die sprachlichen Fähigkeiten (wie zum Beispiel das Sprachverständnis) oder die Intelligenz des Menschen betroffen!

Das Sprechen kann sich in folgender Weise verändern:

- das Sprechen ist verwaschen und undeutlich
- die Zunge ist schwerfällig (lallendes Sprechen)

- das genaue Formen der Lippen ist eingeschränkt
- die Sprechgeschwindigkeit ist zu langsam
- das Sprechen klingt angestrengt
- die Sprechweise hört sich monoton an
- der Mund ist dauerhaft geöffnet oder kann nur eingeschränkt bis gar nicht (Trismus = Kieferklemme) geöffnet werden
- die beim Sprechen gewohnte Einteilung der Atemluft passt nicht mehr

Behandlungsmöglichkeiten

Wie im Abschnitt *Grundprinzipien im Umgang mit ALS* bereits beschrieben, sind die therapeutischen Maßnahmen bei ALS-Patienten darauf ausgerichtet, eingeschränkte Leistungen durch stabilere Fähigkeiten auszugleichen, Funktionsverlusten vorzubeugen, kompensatorische Hilfen und Strategien zu erarbeiten, um aktuelle Leistungen so lange wie möglich zu erhalten. Das bedeutet auch für den Bereich „Sprechen": kein (!) sprechmotorisches Training zur Erarbeitung korrekter Artikulation. Sprechmotorische Übungsziele können vielmehr der Funktionserhalt sowie eine Verbesserung der Eigenwahrnehmung des Patienten sein. Der Betroffene kann erlernen, wie mundmotorische Bewegungsabläufe kraftsparender durchgeführt werden können (z. B. durch Lockerungsübungen vor dem Sprechen oder gezielter Atemführung beim Sprechen). Es können individuell angepasste Strategien erarbeitet werden, die es dem Betroffenen erleichtern, sich verständlich zu machen (hierzu zählen auch nonverbale Hilfen, wie der Einsatz von Mimik, Gestik, Schreiben und/oder Kommunikationsgeräten). Die therapeutischen Maßnahmen können aktiv sein, d. h., der Betroffene führt unter Anleitung und Kontrolle des Therapeuten sprechmotorische Übungen durch, die o. g. Ziele verfolgen. Die Kontrolle soll sicherstellen, dass alle Übungen kräfteschonend durchgeführt werden und der Patient dazu zunehmend seine Eigenwahrnehmung erweitert und die Grenzen rechtzeitig spürt. Passive therapeutische Maßnahmen nimmt der Therapeut am Patienten vor. Diese Behandlung soll aktivierende Impulse setzen und durch Anregung der Durchblutung die Muskeltätigkeit verbessern (z. B. kann die Therapeutin mit einer weichen Zahnbürste die Zunge und Wangeninnenseite stimulieren oder mit einem weichen Rundpinsel mehrmals zügig und sanft über einzelne Muskeln des Gesichts streichen). Der Betroffene soll diese Übungen als fördernd, wohltuend und angenehm empfinden (ist dies nicht der Fall, muss sofort abgebrochen werden).

Kommunikationsstörung

Ein ALS-Betroffener erlebt, dass er bei einer zunehmenden Sprechstörung ohne Hilfe nur schwer oder gar nicht mehr mit anderen in Kontakt treten oder sich in Gesprächen nur eingeschränkt oder gar nicht einbringen kann. Er ist zwar wie vor der Erkrankung in der Lage, seine Gedanken zu formulieren, kann sie aber nicht mehr verbal äußern.

Symptomatik

Die Auswirkungen der Einschränkungen in den Bereichen Sprechen, Atmung, Stimmgebung fließen ineinander und verstärken sich gegenseitig. Der Betroffene muss für die verständliche Artikulation eine hohe Aufmerksamkeitsleistung erbringen, da viele Prozesse parallel ablaufen: Er achtet auf die Genauigkeit der Sprechbewegungen und einen hörbaren Stimmeinsatz, überlegt gleichzeitig, ob vielleicht besser eine Strategie einzusetzen ist, und muss letztendlich den zu übermittelnden Gedanken im Gedächtnis behalten und formulieren. Es ist nachvollziehbar, dass ein flexibles und schnelles Reagieren in Gesprächen so nur eingeschränkt möglich ist. Daher kann die Sprechstörung auch eine Beeinträchtigung der Kommunikation nach sich ziehen.

Behandlungsmöglichkeiten

Um die Kommunikationsfähigkeit möglichst lange zu erhalten, sollten neben der Erarbeitung sprechmotorischer Hilfen frühzeitig alternative Kommunikationsstrategien erprobt werden. Diese können der Einsatz verschiedener Kommunikationshilfen oder -geräte sein, die im Abschnitt *Hilfsmittel* beschrieben werden.

Spezielle Kommunikationsübungen können sein:

- das Erarbeiten kurzer Sätze: z. B. wird mithilfe von Bildvorgaben die Reduktion auf Dreiwortsätze („Ich habe Durst. Saft im Kühlschrank.") oder die Reduktion auf Einwortinformationen („Durst. Saft. Kühlschrank.") eingeübt
- das Einüben kurzer Umschreibungen

- das Finden von Synonymen, von Wörtern mit ähnlicher Bedeutung (z. B. Ferien, Urlaub, Ruhe ...)
- die Erarbeitung des Einsatzes von P.A.C.E.: bei diesem Vorgehen sollen alle verfügbaren verbalen und nonverbalen Möglichkeiten ohne Rücksicht auf korrekte Sprachgebung eingesetzt werden

P.A.C.E.: Promoting Aphasics Communicative Effectiveness, Therapiemethode in der Aphasietherapie (Sprachtherapie)

Hilfestellungen für gelungene Kommunikation

- Blickkontakt herstellen
- Störgeräusche möglichst ausschalten
- Sitzposition so wählen, dass das Gesicht des Betroffenen nicht im Dunkeln ist, er aber auch nicht geblendet wird
- Sitzposition möglichst direkt gegenüber dem Betroffenen einnehmen, damit er den Kopf nicht drehen muss
- auf angemessenen Sitzabstand zwischen den Gesprächspartnern achten (nicht zu nah, nicht zu weit)
- eine möglichst gute und angenehme Sitzposition für den Betroffenen herstellen
- Ruhe bewahren und aufmerksam bleiben, wenn etwas nicht gesprochen oder verstanden werden kann
- wenn möglich, Gespräche in großen Gruppen vermeiden oder ein Zeichen für Wortmeldungen des Betroffenen verabreden
- ggf. (sich) an erarbeitete Strategien und Techniken erinnern („Atmung beachten", „Spannung abbauen")
- einen Zettel und Stift oder eine „Zaubertafel" bereitliegen haben
- Alternativfragen vermeiden („Möchtest Du Kaffee oder lieber Tee?"), stattdessen Entscheidungsfragen formulieren („Möchtest Du Kaffee?"), da diese einfach mit „ja" oder „nein" beantwortet werden können
- Kommunikationshilfen/-geräte immer einsatz- und betriebsbereit halten

Zaubertafel: Eine rechteckige Zeichenfläche mit einem feinen Wabenmuster und einem dazugehörigen Stift. Das Beschriften erfolgt magnetisch oder bei einem anderen Modell auf einer Kunststofffolie, die das Geschriebene durchdrückt. Mit einem an der Tafel befindlichen Schieber kann die Beschriftung schnell gelöscht werden. Die Tafel ist in Spiel- und Schreibwarengeschäften in verschiedenen Größen erhältlich.

Atemstörungen

Der Körper des Menschen gewinnt Energie durch die Oxidation energiereicher Nährstoffe, also ihrer chemischen Reaktion mit Sauerstoff. Die Atmung dient der Versorgung der Körperzellen mit Sauerstoff (O_2) und der Ableitung des im Stoffwechselprozess gebildeten Kohlendioxids (CO_2) aus dem Körper. Das *Atemsystem* besteht dabei aus den *Atemwegen* (Nasenhöhle, Rachen und Kehlkopf als *obere*, Luftröhre, Bronchialsystem und Lunge als *untere* Atemwege) und der *Lunge*. Die Atemwege sorgen für den Transport, die Reinigung, Anfeuchtung und Erwärmung der Atemluft, die Lunge hingegen für den Gasaustausch. Darüber hinaus ist das Atemsystem noch für die Laut- und Stimmbildung erforderlich.
Voraussetzung für einen funktionierenden Gasaustausch ist die Atemmechanik, für die zahlreiche Muskeln im Einsatz sind: Hauptatemmuskel ist dabei das Zwerchfell, ebenso wichtig ist aber auch die Interkostalmuskulatur (Zwischenrippenmuskeln). Daneben gibt es noch sogenannte *Atemhilfsmuskeln*, die bei sehr starkem Atembedarf oder bei Atemerkrankungen einspringen. Allgemein läuft die Atemtätigkeit des Menschen automatisch bzw. reflektorisch (durch Reflexe bedingt) ab, sie kann aber auch aktiv beeinflusst werden. Die Einatmung ist an Muskelaktivität gekoppelt, die Ausatmung erfolgt größtenteils über Rückstellkräfte. Im Rahmen der ALS-Erkrankung sind alle genannten Atemmuskeln von dem zunehmenden Muskelabbau betroffen, sodass es im Verlauf unweigerlich zu Atemstörungen kommt, durch die auch die Stimmgebung negativ beeinflusst wird.

Symptomatik

Die Atemstörung zeigt sich in Form einer im Krankheitsverlauf zunehmenden Ateminsuffizienz. Die stetige Verschlechterung der Atmung, oft in Verbindung mit dem Auftreten von Pneumonien als Folge der Schluckstörung, führt zum Tod des Patienten. Allerdings muss betont werden, dass es sich dabei nicht um ein „Ersticken" handelt, wie Patienten oder Angehörige häufig befürchten und womit sich zahlreiche ängstigende Vorstellungen verbinden. Diese Ängste sind nachvollziehbar, aber aus der Erfahrung im Umgang mit erkrankten Personen nicht zu bestätigen. Die „Arbeitsgruppe mechanische Heimventilation" aus der Schweiz formuliert dazu sehr deutlich: „(...) der Tod eines Patienten mit ALS ist kein dramatisches Ereignis mit Erstickungs- und Todesangst. Der Patient mit ALS stirbt rasch, friedlich und ohne Erstickungsgefühl." (Schweiz Med Forum Nr. 39,

September 2001, S. 972-977, hier S. 975). Das hängt mit den im Folgenden beschriebenen Symptomen der Ateminsuffizienz sowie der guten medikamentösen Versorgung (z. B. mit Morphin) im Endstadium der Erkrankung zusammen.
Die fortschreitende Ateminsuffizienz lässt sich an folgenden Einschränkungen erkennen:

Allgemeine Symptome

- erhöhte Atemfrequenz
- sehr schwacher Hustenstoß
- Einsatz der Atemhilfsmuskulatur zur Unterstützung
- notwendiges Zwischenatmen beim Sprechen
- paradoxe Atmung, d. h. Einziehen der Bauchmuskulatur bei der Einatmung

Spezielle Symptome

Hypoventilation

Der Ausdruck *Hypoventilation* (Unterbeatmung) bezeichnet eine Minderbelüftung des Körpers; d. h., die Atemtätigkeit reicht in Bezug auf den Stoffwechselbedarf des Körpers nicht aus. Folgen sind *Hyperkapnie* (Kohlendioxid-Überschuss im Blut) und *Hypoxämie* (Sauerstoffmangel im Blut), die im nachfolgenden Absatz noch genauer erläutert werden.
Die Symptome der (besonders nachts auftretenden) Hypoventilation sind vielfältig, aber auch diffus, sodass Patienten sie oft nicht genau einzuordnen wissen:

- Atemnot und Kurzatmigkeit bei Alltagstätigkeiten
- starke Verschleimung, gestörtes Abhusten
- Schlafstörungen (erschwertes Einschlafen, unruhiger Schlaf, Albträume)
- Tagesmüdigkeit und Einschlafneigung am Tag
- Fatigue (unerklärliche Erschöpfungszustände, die sich nicht regenerieren lassen)
- Unruhe
- morgendlicher Kopfschmerz, Nackenschmerz
- Tachykardien (Herzrasen)

- Schwitzen
- geschwollene Beine (meist über Nacht, morgens noch vorhanden)
- Konzentrationsstörungen
- Depression, Angstgefühle
- häufige Infekte der Atemwege

Hyperkapnie und Hypoxämie

Die *Hyperkapnie* bezeichnet einen Anstieg des Kohlendioxids (CO_2) im Blut und wird über den Teildruck definiert (arterieller Kohlendioxid-Partialdruck = pCO_2); dieser liegt normalerweise um die 40 mmHg, ab 45 mmHg spricht man von einer Hyperkapnie, ab 60 mmHg setzt die sogenannte CO_2-Narkose ein.
Unter *Hypoxämie* versteht man einen erniedrigten Sauerstoffgehalt im arteriellen Blut, erkennbar an einem Sauerstoff-Partialdruck (pO_2) von weniger als 70 mmHg.
Beide Störungen können durch eine Blutuntersuchung festgestellt werden. Ist ausschließlich der Sauerstoff-Partialdruck gestört, spricht man von einer *Partialinsuffizienz*; sind Sauerstoff- und Kohlendioxid-Partialdruck gestört, liegt eine *respiratorische Globalinsuffizienz* vor.

Zwerchfell-Lähmung

Im Verlauf der ALS-Erkrankung kommt es zu einer fortschreitenden Lähmung und Atrophie des Zwerchfells, des stärksten und wichtigsten Atemmuskels des Menschen. Diese meist schlaffe, selten spastische Lähmung schränkt die Atemtätigkeit nachhaltig ein. Im Rahmen von amerikanischen und deutschen Studien wurden bei Patienten erste Zwerchfell-Stimulatoren implantiert, die den Muskelabbau reduzieren sollen. Die bisherigen Ergebnisse weisen auf eine gute Verträglichkeit der Intervention hin und zeigen, dass das Fortschreiten des Muskelabbaus reduziert werden kann. Allerdings gilt dies wohl nur für Patienten mit spastischer Zwerchfell-Lähmung, nicht für solche mit schlaffen Lähmungen (siehe dazu auf der Homepage der Charité: https://www.als-charite.de).

Laryngospasmen

Laryngospasmen treten bei etwa 20 % der ALS-Patienten auf. Dabei kommt es zu einem Krampf der Kehlkopfmuskulatur, der die Atmung erschwert oder sogar kurzzeitig verhindert, was ein Erstickungsgefühl verursachen kann. Es ist wichtig zu wissen, dass solche Anfälle nicht lebensbedrohlich sind und von alleine wieder enden (selbstlimitierend sind). Betroffene sollten versuchen, möglichst ruhig und gleichmäßig weiter zu atmen, am besten durch die Nase. Die genaue Ursache der Laryngospasmen ist nicht bekannt, begünstigend sind möglicherweise Sodbrennen („Reflux"), Reizungen durch kalte Atemluft oder kräftige Gerüche und stark gewürztes Essen sowie starke Emotionen. Gegebenenfalls können Medikamente gegen den Reflux verschrieben werden.

Behandlungsmöglichkeiten

Untersuchung der Atmung

Es ist sinnvoll, im Verlauf der Erkrankung eine genaue Untersuchung in einem Atemzentrum durchzuführen. Dort wird in einem Schlaflabor auch die nächtliche Atmung beobachtet, sodass weitere Behandlungsschritte abgeleitet werden können. Zur Diagnostik einer Atemstörung gehören:

- Messung der Vitalkapazität (mithilfe eines Spirometers); sie sollte im Sitzen und zusätzlich auch im Liegen gemessen werden, da somit auch eine Einschätzung der Zwerchfell-Aktivität möglich wird
- Messung der Blutgaswerte
- eventuell ersatzweise Messung des nasalen Einatmungsdrucks beim Schnupfen (sogenannte SNIP: Sniff Nasal Inspiratory Pressure), wenn Patienten das Mundstück für die Messung der Vitalkapazität nicht ausreichend umschließen können
- Messung des Hustenstoßes
- nächtliche Sauerstoffmessung (Oxymetrie)

Behandlung

Vorrangige Therapieoption zur Behandlung der Atemstörungen ist die Physiotherapie. Übungen für die Atmung sind jedoch auch Bestandteil der logopädischen Therapie (dort meist in Bezug auf Stimmbildung und Sprechen). Ziele der Atemtherapie sind zum einen die Verbesserung der Ventilation (Belüftung), zum anderen die Pneumonieprophylaxe (Vorbeugung einer Lungenentzündung). Zu den Inhalten der Therapie gehören daher atemtherapeutische Maßnahmen, das Erlernen von Atemtechniken, Übungen zur Sekretmobilisation und zur assistierten Hustenauslösung sowie die Stimulation der motorischen Zentren im Gehirn über Therapieformen wie die propriozeptive neuromuskuläre Fazilitation (PNF), Vojta oder Bobath.

Sofern möglich wird der Patient Übungsinhalte in Form von aktiven Bewegungen umsetzen. Ebenso kommen aber auch passive Anteile, wie z.B. die Dehnung der Brustmuskulatur, zum Einsatz, um Verkürzungen vorzubeugen. Es werden aber auch bestimmte Körperhaltungen zur Atemerleichterung erarbeitet.
Physiotherapeutisch werden zur Verbesserung der Belüftung außerdem manuelle Techniken, wie z.B. Ausstreichungen, Abhebegriffe, Hautrollungen oder auch Dehnlagerungen, eingesetzt. Zur Sekretmobilisation dienen zusätzlich Vibrationen und Stimmübungen, häufig in Zusammenhang mit einer Inhalationstherapie, assistiertem Husten und Husten erleichternder Lagerung.
Der Betroffene selbst kann sich z.T. schon erste Atemerleichterung verschaffen, indem er mit leicht erhöhtem Oberkörper schläft.

Sekretmanagement (Umgang mit starker Verschleimung)

ALS-Patienten empfinden meist die Verschleimung und das durch die Muskelschwäche erschwerte Abhusten als besonders störend und bedrohlich. Neben hustenunterstützenden Techniken der Physiotherapie und dem Einsatz eines Absauggerätes können auch schleimlösende Medikamente oder Inhalation hilfreich sein. Dabei muss beachtet werden, dass Patienten mit starken Schluckstörungen z.T. Schwierigkeiten mit den verflüssigten Sekreten haben, da sie diese nicht ausreichend abschlucken können.
Zur Erleichterung des Hustens (besonders bei Infekterkrankungen) kann auch ein mechanisches Gerät zur Hustenunterstützung eingesetzt werden (ein *mechanischer Insufflator-Exsufflator*, z.B. „Cough assist"). Dieses Gerät hat eine Mund- oder Nasenmaske bzw. kann auch auf eine Trachealkanüle aufgesetzt werden (siehe *Beatmung/Tracheotomie*). Es simuliert das natürliche Abhusten, indem zunächst ein gradueller Überdruck aufgebaut und dann plötzlich auf Unterdruck umgeschaltet wird. Für Patienten mit Bulbärparalyse ist es allerdings oft nicht geeignet.
Daneben gibt es Inhalationsgeräte, die mithilfe eines pulsierenden Luftstromes die Luft in den Atemwegen zum Schwingen bringen (sogenannte „Intrapulmonale Perkussion") und dadurch schleimlösend wirken. Diese Geräte haben in ersten Therapiestudien zu positiv bewerteten Effekten bei den Patienten geführt.
Hustenunterstützende Geräte sind verschreibungsfähig.
Wenn die oben genannten Maßnahmen nicht ausreichend sind, kann in Erwägung gezogen werden, eine palliative Tracheotomie durchzuführen. Dabei wird eine Kanüle gelegt, um das Absaugen zu ermöglichen. Die Kanüle dient in diesem Falle nicht der Beatmung.

Spezielle Atemtechniken

Neben den in der Therapie erarbeiteten grundlegenden Atemtechniken gibt es noch spezielle Ansätze, die hier kurz erläutert werden sollen. Sie sind allerdings nur für ALS-Patienten geeignet, bei denen noch keine Störung der Mund-Rachen-Muskulatur oder der Stimmlippen vorliegt.

Atemstapeln/Luftanhäufen (air-stacking): Dabei wird mehrfach hintereinander kurz eingeatmet, ohne zwischendurch auszuatmen. Es kommt also immer neue Luft hinzu, die Lunge wird so nach und nach immer weiter gefüllt (was dem Patienten mit einem einzigen Atemzug gar nicht mehr möglich wäre).

Froschatmung (frog-breathing/glossopharyngeale Atmung): Eine Technik, bei der über eine antrainierte Bewegung Luft aus dem Rachen in die Lunge gedrückt wird. Dadurch soll die Luftversorgung verbessert, das Abhusten erleichtert und die Dehnbarkeit der Lunge erhalten werden. Gegenanzeigen sind Asthma, verschiedene Lungenerkrankungen oder Herzinsuffizienz.

Medikamente

Zur Linderung der Beschwerden einer Atemstörung und zur Verbesserung der Lebensqualität der Betroffenen lassen sich auch einige Medikamente einsetzen. Ob die Verwendung dieser Medikamente sinnvoll ist, ist immer abhängig von verschiedenen Faktoren und muss gemeinsam mit dem Arzt abgewogen werden:

- schleimverflüssigende Mittel (Mucolytica) gegen zähe Verschleimungen, bei einer Verengung der Bronchien (Bronchialobstruktion) evtl. Euphyllin®
- Medikamente zur Verringerung der Schleimproduktion der Bronchien und Speicheldrüsen, wie z. B. Amitriptylin, Pirenzepin oder Atropin
- sogenannte Benzodiazepine gegen Angst- und Unruhezustände und zur Schlafförderung. Wichtig ist dabei, solche Formen der Benzodiazepine einzusetzen, die keine zusätzlich muskelentspannende Wirkung haben (und somit die ganzkörperliche Schwäche verstärken könnten)

Darüber hinaus wird für ALS-Patienten eine regelmäßige Grippeimpfung angeraten, um sie vor den mit Grippe einhergehenden Atemwegserkrankungen zu schützen.

Beatmung/Tracheotomie

Genügt die Atemtätigkeit eines Patienten nicht mehr, um ihn ausreichend mit Atemluft zu versorgen, und/oder zeigen sich starke Symptome der Hypoventilation, kann eine Beatmung in Betracht gezogen werden. Bei der Beatmung unterscheidet man zwischen nicht-invasiver und invasiver Beatmung. *Nicht-invasiv* bedeutet, dass für die Beatmung kein körperlicher Eingriff vorgenommen werden muss; sie findet vielmehr über eine Nasenmaske oder eine Mund-Nasen-Maske statt und unterstützt die Atemtätigkeit des Patienten. Sie ist daher aber auch nur möglich, solange der Patient noch selbst atmen kann. Für die *invasive* Beatmung ist hingegen eine *Tracheotomie* erforderlich, also das Anlegen einer Atemöffnung im Hals. Diese ermöglicht eine Fortsetzung der Beatmung über das Atemversagen hinaus, ist also stark lebensverlängernd. Die Beatmung erfolgt dabei maschinell, häufig in Form einer Überdruckbeatmung. ALS-Patienten können bzw. müssen sich daher entscheiden, welchen Weg sie in Bezug auf Beatmung gehen wollen:

a) keinerlei Beatmung, rein palliative Therapie (Erleichterung verschaffende Maßnahmen)
b) ausschließlich nicht-invasive Beatmung (zur Minderung der Beschwerden durch die Hypoventilation)
c) invasive Beatmung als Maximal-Therapie (Lebensverlängerung)

Dabei ist es besonders wichtig, die getroffene Entscheidung in der Patientenverfügung schriftlich niederzulegen. Denn besonders in Notfallsituationen kann es sonst dazu kommen, dass vom Notarzt durch Intubation eine invasive Beatmung begonnen wird, von der der Patient später nicht mehr entwöhnt werden kann (d.h., ein Atmen ohne Maschine ist nicht mehr möglich). Betroffene und Angehörige sollten sich daher ausführlich mit dem Thema Beatmung beschäftigen und sich in Gesprächen mit Ärzten umfassend über Möglichkeiten und Folgen informieren. Näheres zur invasiven Beatmung siehe unter dem Stichwort *Invasive Beatmung/Tracheotomie*.

Indikation zur Beatmung

Über den Beginn einer Beatmung wird immer in Abhängigkeit von den auftretenden Symptomen entschieden: Leidet der Betroffene sehr unter den im Abschnitt *Hypoventilation* beschriebenen Beschwerden (also z.B. Schlafstörungen, Tagesmüdigkeit, Kopfschmerzen), sollte über eine nächtliche nicht-invasive Beatmung nachgedacht werden. Eine Indikation für den Übergang zur invasiven Beatmung wird dann an drei Aspekten festgemacht:

1) wenn die nicht-invasive Beatmung nicht mehr toleriert wird oder
2) nicht mehr ausreicht (d.h., wenn der Bedarf 16-20 Std. Beatmung pro Tag überschreitet) oder
3) bei zusätzlicher schwerer Schluckstörung mit wiederkehrender Aspiration

In Bezug auf die invasive Beatmung gibt es unter Fachleuten jedoch die Tendenz, Betroffenen eher davon abzuraten. Dies hat mit den massiven Auswirkungen sowohl auf die Patienten selbst als auch auf das pflegende Umfeld zu tun und wird im übernächsten Abschnitt näher erläutert.
Einige Patienten erleben Atemnotattacken, die bei genauerer Überprüfung aber ausschließlich an das Essen und Trinken gekoppelt sind und daher auf Schluckstörungen bzw. Aspiration zurückgeführt werden können. Sie stellen deshalb keine Indikation für eine Beatmung dar, vielmehr steht dann zunächst das Management der Schluckstörung im Vordergrund.

Nicht-invasive Beatmung

Wie bereits beschrieben erfolgt die nicht-invasive Beatmung mithilfe eines Beatmungsgerätes über eine Nasen- oder Mund-Nasen-Maske. Sie wird meist als intermittierende Überdruck-Beatmung durchgeführt. Abkürzungen für diese Form der Beatmung sind NIH (nicht-invasive intermittierende Heimbeatmung) oder IPPV (intermittent positive pressure ventilation).
Dabei ist zu beachten, dass Patienten mit einer vorwiegend bulbären Symptomatik häufig nicht mit der Atemmaske zurechtkommen, wenn z.B. die Lippen- und Kiefermuskulatur nicht mehr kräftig genug ist oder eine zu starke Speichel- oder Sekretproduktion vorliegt. Diese Patienten können kaum von der nicht-invasiven Beatmung profitieren. Auch unabhängig von der bulbären Symptomatik kann es zu Problemen durch die Atemmaske kommen, wie z.B. zu einem unangenehmen Druck der Maske oder zur sogenannten Aerophagie (vermehrtem Luftschlucken). Es sollte daher in einem Atemzentrum genau überprüft werden, ob eine nicht-invasive Beatmung für den Patienten geeignet und hilfreich ist, dann kann sie die Lebensqualität des Patienten durchaus steigern. Sie ist aber als vorübergehende Hilfe anzusehen, die die Symptome lindern und das Leben verlängern kann, die weitere Verschlechterung der Atemtätigkeit aber nicht aufhält. Ziele der nicht-invasiven Beatmung sind vielmehr:

a) die Behandlung der Hypoventilation und Linderung der damit verbundenen Symptome
b) die Erholung der Atemmuskulatur
c) die Vorbeugung weiterer Lungenprobleme

Invasive Beatmung/Tracheotomie

Für die invasive Dauerbeatmung ist eine Tracheotomie (ein Luftröhrenschnitt im vorderen Halsbereich) erforderlich. Die entstehende Öffnung wird mit der Halshaut vernäht, sodass ein stabiles sogenanntes Tracheostoma entsteht. In dieses wird eine Kanüle eingesetzt, durch die die Luft direkt in die Luftröhre einströmen kann. Es wird also nicht mehr über Mund und Nase ein- und ausgeatmet, sondern über die Öffnung im Hals. Daher ist nach einer Tracheotomie auch die Stimmgebung bzw. das Sprechen nicht mehr möglich. Auch Riechen und Schmecken sind eingeschränkt, weil die Luft nicht mehr durch die Nase strömt.

Im Fall der maschinellen Beatmung wird eine blockbare Kanüle verwendet, die einen kleinen aufblasbaren Ballon (Cuff) besitzt, der den Raum zwischen Kanüle und Luftröhren-Wand abdichtet (blockt). Wird dem Patienten nun mithilfe eines Beatmungsgerätes Luft durch die Kanüle zugeführt, kann diese nicht durch den Mund und die Nase wieder entweichen.

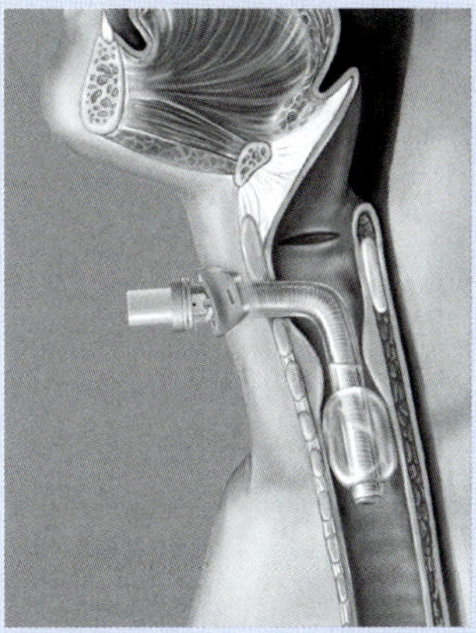

Abb. 4:
Geblockte Trachealkanüle in der Trachea (Fa. Covidien)

Für ALS-Patienten, die invasiv beatmet werden, ergeben sich daher schwerwiegende Folgen:

- Sprechen ist nicht mehr möglich.
- Schlucken wird im Verlauf ebenfalls nicht mehr möglich sein.
- Die Lähmungserscheinungen des Körpers nehmen weiter zu, bis schließlich eine Lähmung aller Körperteile eingesetzt hat (Tetraplegie); der Patient gerät in eine sogenannte *locked-in-Situation*, d. h., er ist geistig präsent, aber wie gefangen im eigenen Körper, ohne sich noch äußern zu können.
- Patienten sind vollständig abhängig von Pflege und von der Funktionsfähigkeit der Beatmungsmaschine.

In Beratungsgesprächen ist daher genau zu klären, ob der Patient diese Situation wünscht und ob Angehörige und Pflegende in der Lage sind, diese umfangreiche Betreuung zu leisten. Sofern eine invasive Beatmung abgelehnt wird, sollte dies in schriftlicher Form festgehalten werden, besonders auch für Notfallsituationen (s. hierzu auch *Vorsorgevollmacht/Patientenverfügung*).
Wird eine invasiv begonnene Beatmung nicht mehr gewünscht, kann sie im Sinne der passiven Sterbehilfe beendet werden und durch palliative Maßnahmen wie Medikamentengabe ausgeschlichen werden.

Stimmstörungen

Für die Stimmbildung sind eine ausreichende Atemtätigkeit und die Funktionsfähigkeit von Kehlkopf, Stimmlippen und Velum (Gaumensegel) erforderlich. Die zunehmende Atemstörung wirkt sich daher auch auf die Stimme negativ aus. Hinzu kommen weitere Ursachen, die zu einer Verschlechterung der Stimme führen:

Stimmlippenlähmungen

Als Stimmlippen bezeichnet man zwei im Kehlkopf liegende Muskeln, die von Schleimhaut umgeben sind und durch die aus der Lunge ausgeatmete Luft zum Schwingen gebracht werden, wodurch ein Ton entsteht. Störungen können dann auftreten, wenn der aus der Lunge kommende Atemstrom nicht mehr ausreicht, um die Stimmlippen zum Schwingen zu bringen (d. h. als Folge der Atemstörung). Es kann aber auch dadurch zu Stimmstörungen kommen, wenn die Muskeltätigkeit des Stimmapparates selbst beeinträchtigt ist. Symptome sind:

- eine leise, heisere oder raue Stimme
- Aphonie (zunehmend stimmlose Anteile beim Sprechen)

Hypernasalität

Unter Hypernasalität versteht man einen zu starken Anteil der nasalen Resonanz am Stimmklang. Dieser entsteht durch eine Lähmung des Velums (Gaumensegel/weicher Gaumen), das in der Uvula (Zäpfchen) endet. Das Gaumensegel kann sich heben und senken und auch an der Rachenhinterwand anlegen, sodass Luft nicht mehr aus der Nase ausströmen kann. Dies ist z. B. beim Schlucken wichtig, damit Nahrung oder Flüssigkeit nicht in die Nase gedrückt wird. Aber auch für bestimmte Sprachlaute ist der Abschluss des Nasenraums notwendig, um genügend Druck im Mundraum aufbauen zu können, z. B. für „p" oder „t". Entweicht beim Sprechen dieser Laute Luft aus der Nase, wird das Gesagte schnell unverständlich. Die Hypernasalität verändert außerdem stark den Stimmklang, da viel mehr Luft durch die Nase gelenkt wird als sonst. Symptome sind:

- stark veränderter Stimmklang mit überwiegend nasalen Resonanzanteilen
- undeutliche Aussprache durch gestörten Druckaufbau im Mundraum
- Unfähigkeit zu pfeifen oder zu pusten
- Übertritt von Nahrung oder Flüssigkeit in den Nasenraum, gelegentlich Austritt aus der Nase

Behandlungsmöglichkeiten

Für den möglichst langen Erhalt der Stimme sind zunächst Atemübungen wichtig, die sowohl aktiv als auch passiv stattfinden können. Außerdem sollten Übungen für die Eigenwahrnehmung und zum Erhalt von Resonanz und Stimmklang durchgeführt werden. Dazu gehören z. B. Summübungen, Tönen, stimmunterstützende Körperbewegungen, Vibration, Dehnung in Kombination mit Stimmgebung.
Zur Behandlung der Hypernasalität wird das Sprechen verschiedener Wörter und Laute eingesetzt, außerdem Gähnen, Saug- und Pusteübungen oder Stimulation mit Eis (Letztere jedoch nicht bei zunehmenden Reflexen oder starkem Speichelfluss).

Als nützliches Hilfsmittel zur kurzfristigen Verbesserung der Verständlichkeit (z. B. am Telefon) hat sich für einige Patienten der Einsatz einer Nasenklammer erwiesen, wie sie z. B. von Schwimmern im Training verwendet wird. Diese Nasenklammer verschließt die Nase und verhindert so das Entweichen von Luft, sodass der für das Sprechen notwendige Druck im Mundraum aufgebaut werden kann. Allerdings wird durch die Nasenklammer die Atmung eingeschränkt – und auch das äußere Erscheinungsbild des Patienten ist beeinträchtigt.

Bewegungsstörungen

Wenn wir eine Bewegung ausführen wollen, wird ein komplexes Zusammenspiel aus Funktionen verschiedener Hirnbereiche, Nerven und Muskeln in Gang gesetzt. Im Gehirn entsteht der Plan zu einer Bewegung. Von dort aus gelangt der Auftrag über die Nerven an die beteiligten Muskeln, die ihn dann ausführen. Sensorische Nerven geben Rückmeldung über die Realisierung der Bewegung und ermöglichen so eine Kontrolle über die Durchführung. Kommt es nun wie bei der ALS zu einer Störung des motorischen Systems, werden diese Bewegungsabläufe, die für uns so selbstverständlich sind, empfindlich gestört.

Bei der ALS kann je nach Erkrankungsbeginn und -verlauf die gesamte Skelettmuskulatur von Einschränkungen betroffen sein. Die Schwächung der Muskeln entsteht dabei nicht durch mangelnde Bewegung, sondern durch einen Untergang der innervierenden (mit Reizen versorgenden) Nervenzellen. Das heißt, dass der Versuch, die Muskeln zu „trainieren", um sie kräftigen zu wollen, nicht funktionieren kann (siehe *Grundprinzipien im Umgang mit ALS*). Die auftretenden Paresen, Spastiken und Krämpfe sowie die daraus resultierenden Bewegungsstörungen werden jedoch trotzdem symptomatisch behandelt, um die Auswirkungen für den Betroffenen möglichst gering zu halten.
Durch die Abnahme der Muskelfunktionen büßt der Patient nach und nach Fähigkeiten ein, die ein selbstbestimmtes Leben möglich machen. Durch die Therapie sollen, wie bereits mehrfach erwähnt, die noch vorhandenen Funktionen möglichst lange stabilisiert werden. Außerdem werden die Voraussetzungen dafür geschaffen, dass der Patient trotz erlittener Funktionsverluste möglichst wenige Einschränkungen im Alltag erfährt, z. B. durch das Erarbeiten von Kompensationsstrategien oder den Einsatz von Hilfsmitteln.
Es bedeutet für den Betroffenen einen großen Schritt in der Krankheitsverarbeitung, wenn er akzeptieren muss, dass bestimmte Fähigkeiten unwiderruflich verloren gegangen sind. Oft ist dies zum Beispiel der Fall, wenn das Gehen so unsicher geworden ist, dass die Benutzung eines Rollstuhls notwendig wird. Kann sich der Patient darauf einlassen, eröffnet ihm dies wieder Möglichkeiten, am sozialen Leben teilzunehmen (Freunde besuchen, einen Ausflug an die frische Luft unternehmen, ...), was zuvor wegen der damit verbundenen großen Anstrengung eventuell nicht mehr möglich war.
Die Bewegungsstörungen werden im Allgemeinen von Physio- und Ergotherapeuten behandelt. Jede Berufsgruppe hat ihre eigenen Schwerpunkte, die Übergänge sind dabei jedoch fließend. Und selbstverständlich leisten die Therapeuten

in ihren Behandlungen noch viel mehr, als es hier geschildert werden kann. Es gibt weitere nicht genannte Bereiche und Methoden, die zum Einsatz kommen können. Diesbezüglich thematisch noch weiter in die Tiefe zu gehen, würde jedoch den Umfang dieses Ratgebers übersteigen.

Symptome

Je nachdem, wo sich die zugrunde liegenden Schädigungen befinden, kann das Auftreten der Symptome sehr variabel sein. Oft kommt es bei einem spinalen Krankheitsbeginn zu einer Atrophie des kleinen Handmuskels, sodass zunächst feinmotorische Schwierigkeiten auffallen, beispielsweise beim Öffnen von Knöpfen oder beim Schreiben. Möglich ist auch, dass als Erstes das Gehen schwerfällt, der Betroffene langsamer wird, häufig scheinbar grundlos stolpert und über Wadenkrämpfe klagt. Bei einem bulbären Krankheitsbeginn treten die Bewegungsstörungen dann in Form einer Dysphagie und Dysarthrie auf (siehe oben).
Im Verlauf der Erkrankung greift die Symptomatik auf alle Extremitäten und den Rumpf über. Die Schädigung des motorischen Systems kann sich in verschiedenen Zeichen äußern:

- Paresen
- Spastiken
- Muskelkrämpfe
- Faszikulationen

Aufgrund der fehlenden Bewegung können sich mit der Zeit weitere Probleme ergeben, wie Kreislaufschwierigkeiten, Schmerzen in Muskeln und Gelenken oder Obstipation (Verstopfung).

Behandlungsmöglichkeiten

Untersuchung des Bewegungsapparates

Zu Beginn der Behandlung verschafft sich der Therapeut durch eine genaue Einschätzung der Muskulatur bezüglich Kraft und Ausdauer ein Bild über die noch bestehenden Funktionen. Dies bezieht sich auf den rein funktionellen Aspekt (z. B. Wie hoch kann der Arm gehoben werden?) sowie auch auf die daraus re-

sultierende Fähigkeit im Alltag (Kann eine Tasse angehoben werden?). Außerdem wird festgestellt, ob bereits Kontrakturen vorliegen.
Es gibt mehrere Testungen, die durch eine Bewertung mithilfe einer Punktskala den Status des Krankheitsverlaufes ermitteln können. Hilfreich sind z.B. die ALS-Functional Rating Scale (siehe *Medizinische Diagnostik*) sowie die Stadieneinteilung nach Sinaki, bei der der Funktionsverlust in sechs Stadien von der beginnenden Symptomatik bis hin zur völligen Pflegebedürftigkeit eingestuft wird. Einen guten Überblick über die Funktionsfähigkeit der Hände kann der Erlanger ALS-Feinmotorik-Test geben.

Bei allen Symptomen der Bewegungsstörungen sollten physio- und ergotherapeutische sowie physikalische Maßnahmen die bevorzugte Behandlung darstellen. Ein Ziel dabei ist z.B. die Verbesserung der Körperwahrnehmung, damit der ALS-Betroffene seine eigene Leistungsgrenze spürt und angemessen mit seinen Kräften umgehen kann. Er soll lernen, sich Strategien zunutze zu machen, damit eigenständig ausgeführte Bewegungen so lange wie möglich erhalten werden können.
Bedeutend ist die Prophylaxe von Kontrakturen, Spastiken und Krämpfen sowie die Pneumonie- und Thromboseprophylaxe und Lymphdrainage bei Lymphödemen. Übungen gegen Widerstand haben sich bewährt, um die Beweglichkeit der Muskeln zu erhalten und die Durchblutung zu fördern. Dabei wird der Muskel nicht bewegt, sondern durch einen Druck oder Zug gegen einen Widerstand angespannt. Insgesamt sind ganzheitliche Therapieansätze sinnvoll, wie z.B. die Arbeit nach Bobath, Vojta oder die PNF (propriozeptive neuromuskuläre Fazilitation). Wichtig dabei ist, dass es nicht *das* Konzept für eine gute Behandlung gibt. Vielmehr ist von Bedeutung, dass der Therapeut seine bevorzugte Methode angemessen auf seinen ALS-Patienten anwenden und ihm einen guten Transfer in den Alltag vermitteln kann.
Wärmeanwendungen und leichte Massagen können einen positiven Effekt auf die durch die motorischen Einschränkungen oft sehr geforderte Muskulatur haben.
Als sehr angenehm empfinden die Betroffenen auch ein Bewegungsbad bei warmem Wasser (32°-34° C), in dem durch die Aufhebung der Schwerkraft oft noch Bewegungen aktiv ausgeführt werden können, die im Alltag bereits nicht mehr gelingen. Dabei sollte jedoch abgewogen werden, ob diese Anwendung in Relation zu dem notwendigen Aufwand (Anfahrt, Umziehen) wohltuend oder eventuell zu anstrengend ist.

Der Beratung und Anleitung von Angehörigen kommt eine hohe Bedeutung zu. Sie können in vielen Situationen den Betroffenen aktiv unterstützen, z.B. durch das Dehnen bestimmter Muskeln bei Krämpfen, durch passives Durchbewegen oder bei der Lagerung. Diese Handgriffe müssen fachgerecht angeleitet sein, um bei der Durchführung weder den Betroffenen noch den Helfenden unnötig zu belasten.
Im späten Stadium der Erkrankung treten palliative Maßnahmen in den Vordergrund. So kann zum Beispiel durch eine angepasste Lagerung Schmerzen vorgebeugt werden.

Paresen entstehen durch einen Abbau der Muskulatur. Die Bewegungseinschränkung kann sich dabei von einer leichten Schwäche bis hin zu einer Plegie (vollkommener Funktionsverlust) erstrecken und zeigt sich neben einer Kraftminderung z.B. auch in einem verspäteten Bewegungsbeginn. Durch eine Stimulation im Rahmen der o.g. Therapieansätze wird der Zunahme der Paresen entgegengewirkt. Um Funktionsverluste auszugleichen, können kompensatorische Bewegungen oder Hilfsmittel zum Einsatz kommen.

Spastiken sollten möglichst mit physiotherapeutischen oder physikalischen Maßnahmen behandelt werden, z.B. mit einer adäquaten Lagerung und dem passiven Durchbewegen und Dehnen des Körpers. Es besteht zwar die Option, antispastische Medikamente mit den Wirkstoffen Baclofen oder Tizanidin einzusetzen. Dies birgt jedoch die Gefahr, dass die krankheitsbedingte Muskelschwäche durch die muskelentspannende Wirkung oder durch Nebenwirkungen wie Müdigkeit, allgemeine Kraftlosigkeit noch negativ beeinflusst wird.
In Einzelfällen kann ein synthetisches Cannabis-Produkt in Form eines Mundsprays (Sativex®) verschrieben werden, das eigentlich zur Behandlung der Multiplen Sklerose eingesetzt wird.

Crampi (Muskelkrämpfe) können bei der ALS immer wieder spontan auftreten. Faktoren wie z.B. große körperliche Belastungen, Schlafentzug, Flüssigkeitsmangel oder Alkohol können ihr Auftreten jedoch verstärken. Oft hilft in dem Moment ein Dehnen des betroffenen Muskels oder Wärme. Sollte durch die regelmäßige Physiotherapie und das Hochlagern der Beine, um Stauungen der Venen zu vermeiden, den Krämpfen nicht ausreichend vorgebeugt werden können, ist eine medikamentöse Behandlung, z.B. mit Magnesium oder Chinin (z.B. Limptar®) oder in Einzelfällen Sativex®-Spray, möglich.

Faszikulationen treten übergangsweise im Anfangsstadium der Erkrankung auf. Sie können zwar lästig sein, bereiten den Betroffenen in der Regel aber keine Einschränkungen, sodass sie selten therapiert werden müssen.

Die Behandlung des Bewegungsapparates kann in verschiedene Teilbereiche aufgegliedert werden. Auch hier gilt: Zunächst wird ein möglichst langer Erhalt der Funktionen angestrebt. Im Laufe der Erkrankung werden aktive Übungen immer mehr durch passive abgelöst.

Rumpf- und Kopfkontrolle

Unsere Muskulatur lässt sich grob in eine Haltungs- und Bewegungsmuskulatur einteilen. Damit wir zu Bewegungen wie dem Gehen oder dem Greifen fähig sind, ist eine stabile, aber flexible Haltung unseres Körpers notwendig. Unter Rumpfkontrolle versteht man die Fähigkeit, die Wirbelsäule aufgrund einer gut koordinierten Muskelaktivität sowohl stabilisieren als auch bewegen zu können. Wird diese Stabilität durch Lähmungen gestört, fallen auch die Bewegungen der Extremitäten schwerer. Erfordert die Aufrichtung des Oberkörpers im Stehen und Sitzen viel Kraft und Konzentration, beeinträchtigt dies das Gehen und das Bewegen der Arme und Hände zusätzlich.
Zu Beginn der Erkrankung wird eine Sitz- und Stehhaltung erarbeitet (z. B. nach Bobath), die es dem Betroffenen erlaubt, möglichst wenig Kraft für die Haltung aufzuwenden, um ein Agieren der Extremitäten zu ermöglichen. Gelingt dies im Verlauf nicht mehr ausreichend, kann ein gut angepasster Rollstuhl, der den Körper optimal stützt, von Nutzen sein.
Ist die Kopfkontrolle durch eine Lähmung der Nackenmuskulatur beeinträchtigt, kann der Kopf nicht mehr selbstständig aufrecht gehalten werden und fällt nach vorne (Dropped-Head-Syndrom). Dies wirkt sich besonders negativ auf Atmung, Schlucken, Speichelfluss und Kommunikation aus. Daher sollte als stabilisierende Maßnahme eine Cervikalorthese (z. B. eine Nackenstütze, evtl. mit fixierendem Stirnband oder Halskrause) zum Einsatz kommen.

Motorik der Füße und Beine

Oft macht sich die ALS zunächst durch eine Gangunsicherheit bemerkbar. Der Betroffene fühlt sich verunsichert, es kommt vermehrt zum Stolpern, eventuell sogar zu Stürzen. Neben der Rumpfkontrolle sind eine ausreichende Kraft und die Stabilität der Beine, Knie und Füße wichtig, um das Stehen und Gehen aufrechtzuerhalten, was zunächst eines der vorrangigen Ziele der Behandlung darstellt. Denn diese Fähigkeiten sichern dem Patienten einerseits durch die Mobilität einen großen Anteil an Selbstständigkeit. Andererseits fördert die Erhaltung

der Geh- und Stehfähigkeit vegetative Funktionen wie den Stoffwechsel, die Atmung, die Herz-Kreislauftätigkeit.
Bei leichter Symptomatik kann neben den Muskel stimulierenden Maßnahmen und kompensatorischen Bewegungsmustern unter Umständen auch eine sogenannte Peronäusschiene, die den Fuß stützt, das Gehen erleichtern. Später werden wahrscheinlich ein Rollator (Gehwagen) und dann ein Rollstuhl notwendig (siehe *Hilfsmittel*).
Wichtig ist, bei der Erarbeitung von Bewegungsabläufen oder Hilfen jeder Art einen Alltagsbezug herzustellen. Der Betroffene hat beispielsweise nichts davon, wenn er das Aufstehen unter Umständen übt, die außerhalb der Therapiesituation nie vorherrschen.

Motorik der Arme und Hände

Bewegungseinschränkungen der Arme und Hände können auch bei leichter Symptomatik schon schnell einen Verlust der Selbstständigkeit verursachen, z. B., indem Gegenstände (eine Tasse, ein Buch) nicht mehr angehoben werden können oder der Umgang mit allen möglichen Verschlüssen oder das Rasieren schwerfallen. Neben der Tatsache, dass der Betroffene zunehmend auf Hilfe angewiesen ist, muss er zudem mit immer mehr Gefühlen der Unsicherheit zurechtkommen („Werde ich es schaffen, meinen Kaffeebecher zu halten?"). Für den Erhalt feinmotorischer Fähigkeiten hat sich z. B. das Vorgehen nach Bobath oder Perfetti als günstig erwiesen.

In der Therapie sollen alltagsrelevante Bewegungsabläufe optimiert werden. Das ATL (Aktivitäten des täglichen Lebens) -Training wird überwiegend von Ergotherapeuten durchgeführt und umfasst z. B. das Anziehen oder das Zubereiten einer Mahlzeit. Gemeinsam mit dem Patienten wird festgestellt, in welchen Bereichen es zu Schwierigkeiten kommt, mit welchen Strategien der Betroffene sich eventuell selbst helfen kann, um unabhängig zu bleiben, oder aber in welcher Form Unterstützung erfolgen kann. Sei es durch adäquate Hilfe von Angehörigen oder Pflegenden oder aber durch den Einsatz von Hilfsmitteln (siehe *Hilfsmittel*). Häufig gelingt es schon durch kleine Tricks, wie z. B. dem Austauschen von Knöpfen gegen Klettverschlüsse, den Alltag deutlich zu erleichtern.

Hilfsmittel

Hilfsmittel dienen dem ALS-Betroffenen dazu, seine Selbstständigkeit so lange wie möglich zu erhalten. In der Regel werden spezielle, individuell angepasste Hilfsmittel benötigt. Es empfiehlt sich, darüber mit Ärzten, Therapeuten, Sanitätshaustechnikern und Beratern für Medizinprodukte zu sprechen, sich informieren zu lassen und ggf. die Hilfsmittel zu Hause auszuprobieren. Persönliche Erfahrungen und Anregungen von Betroffenen können auch durch Kontakte zu Selbsthilfegruppen oder in Internet-Foren ausgetauscht werden. Hilfsmittel gibt es für die Bereiche Mobilität, Alltag, Atmung und Kommunikation. Für die Verordnung von Hilfsmitteln gibt es Hilfsmittel-Richtlinien (einzusehen unter: www.g-ba.de > Informations-Archiv > Richtlinien).

Für die Übernahme der Kosten ist die Krankenversicherung zuständig. Da sich die Sachbearbeiter der jeweiligen Krankenkassen häufig nicht mit dem Störungsbild der ALS und der Dringlichkeit der Bewilligung auskennen, hat es sich als hilfreich erwiesen, dem Antrag ein kurzes Informationsblatt über die Erkrankung beizulegen.

Betroffene tun sich häufig schwer damit, auf Hilfsmittel angewiesen zu sein und schieben die Beantragung immer wieder hinaus. In die Überlegungen sollte aber einfließen, dass die Bewilligungen oft lange dauern können (Rückfragen, Widersprüche, Begründungsschreiben).

Nachfolgend werden für die genannten Bereiche Hilfsmittel aufgeführt. Es handelt sich dabei um Beispiele, die wir in der Praxis kennengelernt haben. Die Auflistung hat keinen Anspruch auf Vollständigkeit; wir möchten vielmehr eine Auswahl vorstellen und anregen, selbst aktiv zu werden, um passende, individuell abgestimmte Hilfsmittel zu finden. Professionelle Beratung ist für Betroffene und Angehörige unumgänglich, denn das Angebot ist groß und jede Versorgungssituation muss anders beurteilt werden.

Hilfsmittel – Mobilität

Wird die Bewegungsfähigkeit im Verlauf der Erkrankung eingeschränkt und minimiert sich der Aktionsradius des Betroffenen, so können Hilfsmittel diesen wieder erweitern. Natürlich müssen die individuelle Lebenssituation, der persönliche Bewegungsraum und die Veränderungen innerhalb des fortschreitenden Krankheitsverlaufes berücksichtigt werden. So kann ein Gehwagen wieder Sicherheit beim Laufen geben, wenn Gleichgewichtstörungen oder Gangunsicherheiten bestehen. Nimmt die Schwäche in Armen und/oder Beinen zu, können Schienen oder ein individuell angepasster Rollstuhl helfen. Hier sollte die Rückenlehne verstellbar und eine Nackenstütze anzubringen sein. Ein spezielles dreirädriges Rollstuhl-Fahrrad (Rollfeets) kann für kürzere Entfernungen ein Auto ersetzen. Auf jeden Fall sollte vor der Anschaffung eine ausführliche Beratung erfolgen.

Hilfsmittel – Alltag

Eine individuell angepasste Hilfsmittelausstattung für den Alltag kann sehr zum Erhalt von Unabhängigkeit und Selbstständigkeit beitragen. Hilfsmittelhersteller, Sanitätshäuser, das Know-how von Therapeuten, die Erfahrungen von Mitbetroffenen und die eigene Kreativität bergen ein großes Angebot an Möglichkeiten, sich Aktivitäten im Alltag zu erleichtern. So gibt es z. B. Hilfsmittel für die Bereiche Nahrungsaufnahme (spezielle Besteck- und Becherformen, ...), Körperpflege (z. B. spezielle Zahnbürsten, Waschhilfen, ...), Kleidung (An- und Ausziehhilfen, Hilfen zum Knöpfen und Schnüren, ...) sowie für Haushalt, Sanitärbereich, Raumgestaltung und vieles, vieles mehr. Ein Blattwendegerät ermöglicht das Umblättern in Büchern und Zeitschriften, technische Geräte wie Fernseher, Radio und Telefon, aber auch Mechanismen von Türen und Fenstern können mit einer Art Fernbedienung (einer sogenannten Umfeldsteuerung) z. B. über Sprache oder Augensteuerung bedient werden.

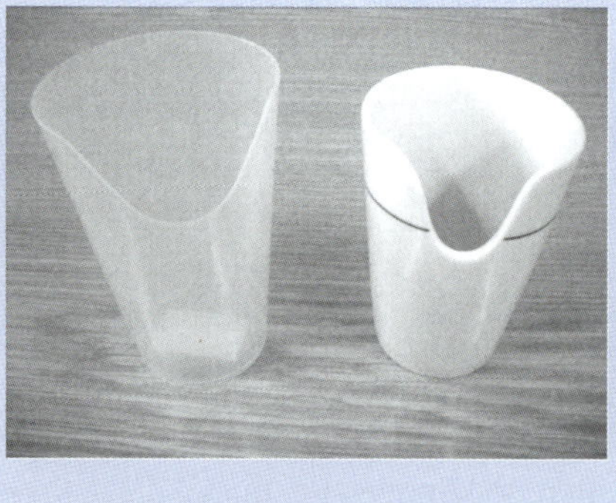

Abb. 5: Spezielle Becherformen erleichtern das Trinken

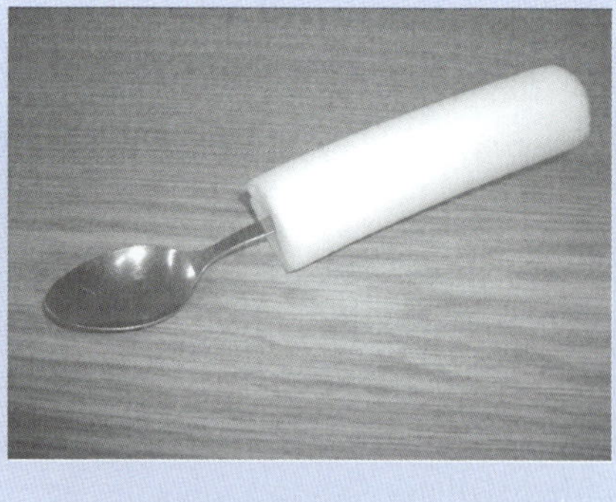

Abb. 6: Einfachere Nahrungsaufnahme durch spezielle Besteckformen

Hilfsmittel – Atmung

Wenn im fortschreitenden Krankheitsverlauf die Atemtätigkeit erschwert und nachhaltig eingeschränkt wird und sich Anzeichen für Unterbeatmung (siehe *Hypoventilation*) zeigen, können apparative Atemhilfen zum Einsatz kommen. Diese reichen von nicht-invasiver Beatmung (Maske) bis hin zur Tracheotomie, wobei bei Letzterer der Aspekt der Lebensverlängerung unbedingt beachtet und sorgsam überlegt werden muss (siehe *Beatmung/Tracheotomie*). Da das Thema Atmung bei ALS insgesamt sehr komplex ist, sollte man sich frühzeitig an spezialisierte Fachärzte (z. B. in Atemzentren) wenden, die detaillierte Untersuchungen (Schlaflabor) und eine ausführliche Beratung durchführen können. Zu den bei Atemstörungen eingesetzten Hilfsmitteln gehören:

- Beatmungsgerät mit Maske (druckunterstützte Beatmung mit dem Ziel, die Lungen ausreichend zu belüften)
- Absauggeräte
- Mechanische Abhusthilfen (z. B. Cough assist®), die das Abhusten von Bronchialsekreten unterstützen, wenn selbst nicht mehr wirksam gehustet werden kann

Hilfsmittel – Kommunikation

Einfache Kommunikationshilfen sind Zettel und Stift oder eine Zaubertafel (siehe *Hilfestellung für gelungene Kommunikation*). Hierfür muss der Betroffene noch schreiben können. Ist dies nicht mehr möglich, helfen individuell zusammengestellte Kommunikationsbücher oder -tafeln. Der Betroffene zeigt auf Bilder, Fotos, Symbole und/oder Wörter und Sätze, die mögliche Gesprächsthemen darstellen. Auf diese Weise zeigt der Betroffene, was er mitteilen möchte. Die Gestaltung dieser Kommunikationshilfen muss gemeinsam mit dem Benutzer festgelegt und seinen individuellen Bedürfnissen angepasst werden und diese müssen stets verändert werden können. So kann man z. B. mehrere themenspezifische Tafeln zusammenstellen (Familie, Arztbesuch, Freizeit, ...) und verschiedene Darstellungsformen wie Personenfotos, Objektbilder, eigene Zeichnungen usw. kombinieren. Es ist zu empfehlen, mehrere Versionen in unterschiedlicher Ausstattung anzufertigen (auf dünnem Papier für die Wand, laminiert und auf festerer Pappe zum In-der-Hand-Halten, in kleinerem Format für die Jacken-

oder Handtasche). Je nach Verwendungszweck eignet sich die eine oder andere Version besser. So benötigen Satztafeln viel Platz, sind aber schnell anzuwenden. Buchstabentafeln (gibt es aus durchsichtigem Material, sodass sich die Gesprächspartner gegenübersitzen können) sind sehr zeitaufwendig beim Zeigen. Worttafeln können nach Gruppen (Namen, Daten, Termine, ...) geordnet werden. Bildtafeln benötigen sehr viel Platz.

Elektronische Kommunikationshilfen

Ist eine verbale Kommunikation aufgrund schwerer Einschränkungen der Artikulation und/oder der Atemmuskulatur nicht mehr möglich bzw. ist dies abzusehen, so sollte auch die Nutzung eines elektronischen Kommunikationsgerätes in Betracht gezogen werden. Dieses bietet weitaus differenziertere Möglichkeiten als zum Beispiel das Schreiben mit Zettel und Stift oder die Kommunikationstafeln. Zunächst sollte gemeinsam mit dem Patienten überlegt werden, ob ein derartiges technisches Gerät für ihn geeignet ist. Dabei sollten folgende Gesichtspunkte vor der Entscheidung für ein Gerät besprochen werden:

- Ist die Nutzung eines solchen Gerätes für den Patienten grundsätzlich vorstellbar?
- Hat er bereits Computer-Erfahrung, etwas technisches Geschick?
- Gibt es im näheren Umfeld (Angehörige, Pflegepersonen) jemanden, der bereit ist, sich mit dem Gerät auseinanderzusetzen und bei eventuell auftretenden Problemen zu helfen?
- Wie ist die Akzeptanz einer Stimmausgabe („Roboterstimme")?
- Gibt es Anzeichen für kognitive Veränderungen, Schwierigkeiten beim Schreiben (Lautauslassungen, -vertauschungen)?
- Kann das angedachte Gerät auch in ein paar Monaten bei etwaiger Verschlechterung noch genutzt werden?
- Möchte der Patient mithilfe des Gerätes auch telefonieren?

Ist die Motorik der Hände nicht zu schwer betroffen, können heutzutage private Tablets und iPads durch eine entsprechende App zu mobilen Kommunikationsgeräten erweitert werden. Teilweise kann sogar ein Smartphone ausreichen. Die Nutzung eigener Geräte hat den Vorteil, dass der Betroffene bereits mit dem Umgang vertraut ist und kein zusätzliches Gerät benötigt.

Wenn eine normale Tastatur nicht mehr bedient werden kann, steht inzwischen eine Vielzahl technischer Variationen zur Verfügung. Absehbare Funktionsverluste sollten unbedingt mitberücksichtigt werden, um auszuschließen, dass das Gerät nach kurzer Zeit nicht mehr benutzt werden kann. Dies würde den Betroffenen erneut in eine Phase der Kommunikationslosigkeit bringen und auch psychisch sehr belasten. Daher kann es vor der Anschaffung eines neuen Kommunikationsgerätes von Vorteil sein, zunächst Rücksprache mit der behandelnden Ergotherapeutin und/oder Physiotherapeutin zu halten.
Wenn zu erwarten ist, dass eine manuelle Bedienung zukünftig nicht mehr möglich sein wird, sollte frühzeitig in Erwägung gezogen werden, ein Kommunikationsgerät mit Augensteuerung einzuführen. Da die Augenmuskulatur von der ALS nicht betroffen ist, bleibt diese Funktion auch im späten Stadium der Erkrankung erhalten. So können Geräte mithilfe einer Augensteuerung auch von komplett immobilen Patienten bedient werden. Auf diese Weise bleibt zum einen die Fähigkeit zur Kommunikation bestehen, zum anderen können derartige Geräte zum Surfen im Internet, zum Schreiben von E-Mails sowie durch eine Umfeldsteuerung zur Bedienung anderer angeschlossener elektronischer Geräte genutzt werden. Dies verbessert die Eigenständigkeit und steigert somit die Lebensqualität.
Um elektronische Kommunikationshilfen erfolgreich nutzen zu können, ist neben fachgerechter Beratung und individueller Ausstattung eine regelmäßige Kommunikationsförderung mit dem Gerät erforderlich. Die Einarbeitung kostet Zeit und Übung; eine Begleitperson sollte sich in der Benutzung des Gerätes auskennen und es gemeinsam mit dem Betroffenen immer wieder in möglichst vielen Alltagssituationen einsetzen.

Heutzutage ist es möglich, ein Kommunikationsgerät mit der eigenen Stimme auszustatten (z. B. www.meine-eigene-Stimme.de). Dies kann die Akzeptanz gegenüber dem Gerät deutlich verbessern. Wird dies in Erwägung gezogen, sollte sich des Themas möglichst frühzeitig angenommen werden, denn um das Gerät adäquat programmieren zu können, sind im Vorfeld viele Aufnahmen nötig. Das Prozedere kann für den Betroffenen zum einen sehr anstrengend sein, zum anderen darf die Dysarthrie natürlich nicht zu weit fortgeschritten sein, um eine gute Verständlichkeit zu erreichen. Ist das Sprechen bereits zu sehr eingeschränkt, kann auch ein nahestehender Verwandter oder Freund die Aufnahmen machen. Die Kosten hierfür werden im Einzelfall von den Krankenkassen übernommen.

Eine rechtzeitige Thematisierung und bei Bedarf anschließende Versorgung mit einem Kommunikationsgerät ist aus verschiedenen Gründen von Vorteil:

- Der Betroffene hat Zeit, sich mit der Vorstellung vom Einsatz einer elektronischen Kommunikationshilfe auseinanderzusetzen.
- Je nach Krankenkasse kann es von der Verschreibung bis zur tatsächlichen Versorgung einige Wochen dauern, was bei einem schnellen Krankheitsverlauf kostbare Zeit ist. Im ungünstigsten Fall ist der Betroffene für eine Weile nicht in der Lage, sich mitzuteilen.
- Grundsätzlich ist es besser, wenn der Umgang mit dem Gerät geübt werden kann, bevor die Nutzung existenziell wird. Zu Beginn kann das Bedienen der Augensteuerung sehr anstrengend sein, ohne Zeitdruck gelingt dies wesentlich besser.
- Die Geräte bekommen eine individuell angepasste Oberfläche. Auch diese Erarbeitung ist wesentlich effektiver und angenehmer, wenn der Betroffene noch die Möglichkeit hat, sich zu äußern sowie das Gerät in Ruhe den eigenen Bedürfnissen anzupassen.

Für die Auswahl eines geeigneten Kommunikationsgerätes gibt es Berater (auch firmenübergreifend), in einigen Städten im Rahmen von Beratungszentren für Behinderte, aber auch bei Vertriebsfirmen für Kommunikationsgeräte. Eine Beratung in Anwesenheit des behandelnden Logopäden ist sinnvoll, um das Einbringen der oben genannten Punkte zu erleichtern.
Informationen und Adressen erhält man z. B. über die Gesellschaft für Unterstützte Kommunikation e. V. (ISAAC) (http://www.gesellschaft-uk.de) oder im Hilfsmittel-Beratungszentrum der DGM. Auch gibt es in einigen Großstädten Beratungszentren für technische Hilfen.

Inzwischen finden auch Versuche mit einer sogenannten Gehirn-Computer-Schnittstelle (Brain-Computer-Interface) statt. Dabei wird alleine durch Gedanken, die per EEG gemessen werden, ein Computer gesteuert, z. B. um zu kommunizieren. Eingesetzt wird dieses Verfahren bisher allerdings noch selten.

Umgang mit dem fortschreitenden Krankheitsverlauf

Der zum Teil rasch fortschreitende Verlauf der ALS mit zahlreichen daraus resultierenden Veränderungen und Einschränkungen im Alltag stellt eine besondere Herausforderung für die Patienten, aber auch für Angehörige, Freunde, Pflegende und Therapeuten dar. Das Wissen um die drohende stetige Verschlechterung des Gesundheitszustandes zwingt alle Beteiligten dazu, sich mit den möglichen Folgen und daraus entstehenden Erfordernissen zu beschäftigen. Dabei hängt es aber immer von der Persönlichkeitsstruktur der Patienten ab, welchen Raum diese Beschäftigung einnehmen soll und wie dezidiert über mögliche Krankheitssymptome oder eigene Vorstellungen über das Leben und den Sterbeprozess gesprochen wird. Daher gilt es, zurückhaltend aber offen aufeinander zuzugehen und im Gespräch auch direkt anzusprechen, ob ein Thema genauer erörtert werden soll oder nicht. Dies gilt auch für die Beschäftigung mit Informationsquellen wie dem Internet oder Literatur zum Thema; denn gerade im Internet steht häufig eine Vielzahl ungefilterter Informationen zur Verfügung, die verunsichern und zu unnötigen Ängsten führen können. Auf der anderen Seite kann das Internet zahlreiche sehr hilfreiche Informationen liefern oder auch die Möglichkeit zum Austausch mit anderen Betroffenen (z. B. in Diskussionsforen) bieten.
Auch ob man sich mit Literatur zur ALS (in Form von Fachbüchern oder Erfahrungsberichten) beschäftigen möchte, kann individuell sehr verschieden sein und sollte niemandem aufgedrängt werden.
Ausgehend von diesen Überlegungen zum Umgang mit dem fortschreitenden Krankheitsverlauf haben wir einige Themen ausgewählt, die in diesem Zusammenhang relevant erscheinen:

Depressive Reaktion

Mit der Diagnose ALS ändert sich für den Betroffenen schlagartig das gesamte Leben. Er ist gezwungen, nach und nach immer mehr Hilfe von anderen anzunehmen. Beziehungen innerhalb einer Partnerschaft, der Familie oder unter Freunden ändern sich, eventuell kommen finanzielle Sorgen dazu und Gedanken an den eigenen Tod. Dies kann zu einer depressiven Reaktion (früher: reaktive Depression) führen: Der Betroffene fühlt sich niedergeschlagen, antriebsarm, hat Angstzustände und leidet unter Schlaflosigkeit.

Diese Reaktion ist ganz natürlich und es kann hilfreich sein, in dieser Situation Hilfe bei der Krankheitsverarbeitung in Anspruch zu nehmen. Neben offenen Gesprächen mit Freunden und Angehörigen sowie anderen Betroffenen, z. B. in Selbsthilfegruppen oder über Internetforen, kann eine psychotherapeutische Begleitung sehr entlastend sein (siehe *Was kann man tun? Psychotherapie*).
Eventuell können auch Antidepressiva mit Wirkstoffen wie Amytriptilin, Sertralin, Fluoxetin oder Paroxetin zum Einsatz kommen.

Pathologisches Lachen oder Weinen, Zwangsgähnen

Bei einem Drittel oder mehr der Betroffenen mit Bulbärparalyse kann es zu einem motorischen Enthemmungsphänomen (Disinhibition) kommen. Dabei treten Lachen oder Weinen, z. T. auch Gähnen plötzlich und ohne adäquaten Anlass oder besondere emotionale Beteiligung auf und können vom Betroffenen nicht unterdrückt werden. Um Missverständnissen vorzubeugen, sollten Kommunikationspartner des Betroffenen darüber informiert sein. Gemeinsam kann besprochen werden, ob innerhalb eines Gesprächs auf diese Automatismen reagiert werden sollte oder ob es hilfreicher ist, sie zu ignorieren. Medikamentös kann man mit den Wirkstoffen Dextromethorphan und Quinidin (z. B. Nuedextra®) und mit trizyklischen Antidepressiva auf die motorische Enthemmung einwirken.

Partnerschaft/Sexualität

Zwar geben viele Betroffene und Angehörige in Befragungen an, ihre Beziehung hätte sich durch die Erkrankung sogar intensiviert oder verbessert. Ein Thema, das in Bezug auf ALS bisher aber wenig Beachtung gefunden hat, ist die Sexualität. Dies hat sicherlich damit zu tun, dass die Sexualfunktion an sich durch die Erkrankung nicht eingeschränkt wird. Atemprobleme, Schluckstörung, Speichelfluss und Kraftlosigkeit bzw. Bewegungseinschränkungen wirken sich natürlich auch auf die Paarbeziehung und Sexualität aus. Von Betroffenen und Angehörigen werden daher eine verringerte Libido, Angstgefühle oder ein verändertes Körperbild als einschränkende Faktoren genannt.
In solchen Fällen sollten beide Partner das Gespräch suchen; zum einen miteinander, zum anderen mit dem Arzt oder betreuenden Psychotherapeuten, die beratend unterstützen können.

Pflegedienst/Therapeuten

In Bezug auf die Komplexität und das Fortschreiten der ALS ist es wichtig, bei der Auswahl von Pflegedienst und Therapeuten bereits zu Beginn zu besprechen, ob diese die Behandlung auch bei einer weiteren Verschlechterung des Gesundheitszustandes übernehmen können (d. h. für Therapeuten: auch als Hausbesuch bzw. auch bei später auftretenden Problemen, wie z. B. Schluckstörungen). Bei der Auswahl des Pflegedienstes sind mehrere Aspekte zu beachten:

- Liegt palliative Pflegeerfahrung vor?
- Ist das Team groß genug, um bei zunehmendem Pflegeaufwand längere Pflegezeiten abzudecken?
- Ist es dem Pflegedienst möglich, eine gewisse Kontinuität in der Pflege zu gewähren (d. h. möglichst gleichbleibende Bezugspersonen, wenig Wechsel)?
- Kennt sich der Pflegedienst auch mit Beatmung aus (nicht-invasiv aber auch invasiv)?

Die ALS-Patientin Sandra Schadek beschreibt in ihrem Buch sehr eindrücklich, wie aufreibend es für Patienten mit stark eingeschränkter Kommunikationsfähigkeit sein kann, wenn die alltäglichen, eingespielten Pflegeabläufe immer wieder neuen Helfern verständlich gemacht werden müssen.

Darüber hinaus sollten sich Betroffene und Angehörige auch darüber Gedanken machen, ob die Pflege zu Hause möglich und gewünscht ist oder ob eine Übersiedlung in ein Pflegeheim oder Hospiz notwendig wird. Diese Entscheidung lässt sich sicherlich nur dann angemessen treffen, wenn Betroffene und Angehörige über den weiteren Krankheitsverlauf aber auch über die Unterstützungsmöglichkeiten umfassend informiert sind. Hierzu kann neben dem Behandlerteam auch die Selbsthilfegruppe oder die Literatur wertvolle Hilfe leisten. Wird der Betroffene weiterhin zu Hause versorgt, ist die Unterstützung durch einen ambulanten Hospizdienst bzw. durch ein Team der spezialisierten ambulanten Palliativversorgung (SAPV) möglich. Seit 2007 besteht ein Rechtsanspruch auf die Betreuung durch diese Teams, die an 7 Tagen die Woche 24 Stunden erreichbar sind und sehr vernetzt mit anderen Berufsgruppen arbeiten. Leider ist die Dichte an SAPV-Teams im ländlichen Bereich immer noch sehr gering, sodass dort mit regulären Pflegediensten und der Unterstützung von ehrenamtlichen Hospizvereinen eine möglichst optimale Versorgungssituation hergestellt werden muss.

Vorsorgevollmacht/Patientenverfügung

Vorsorgevollmacht und Patientenverfügung haben in den letzten Jahren durch Veränderungen in der Gesetzgebung eine besondere Wichtigkeit erlangt.
Mit der *Vorsorgevollmacht* können einem Angehörigen Befugnisse in den Bereichen Gesundheitssorge, Aufenthalt und Wohnungsangelegenheiten, Vertretung bei Behörden, im Post- und Fernmeldeverkehr, Vertretung vor Gericht, Vermögenssorge oder Betreuung eingeräumt werden. Diese Vollmachten fallen einem Ehepartner oder Angehörigen nicht automatisch zu, sondern müssen vorher schriftlich festgehalten sein, um ein gerichtliches Verfahren zur Einrichtung einer Betreuung zu vermeiden. Möchte man vorab keine so umfangreiche Vollmacht erteilen, ist auch das Ausstellen einer *Betreuungsverfügung* möglich, mit der man lediglich festlegt, wer im entsprechenden Fall vom Gericht mit der Betreuung betraut werden soll.
Die *Patientenverfügung* kann unabhängig von einer Vorsorgevollmacht erstellt werden und stellt die Willensäußerung des Ausstellenden in Bezug auf seine medizinische und pflegerische Versorgung dar. Sie soll bei der medizinischen Entscheidungsfindung Auskunft über den Willen des Ausstellenden geben, wenn dieser ihn nicht mehr selbst mitteilen kann. Eine Patientenverfügung gilt in den vom Ausstellenden selbst bestimmten Fällen und muss bei ärztlichen Entscheidungen Berücksichtigung finden (s. § 1901a BGB). Ihre Inhalte sollten immer wieder überprüft werden, da sich mit fortschreitendem Krankheitsverlauf die Einstellungen des Betroffenen durchaus auch ändern können.
Wichtig ist vor allem, dass Angehörige über das Vorliegen einer Patientenverfügung informiert sind (und auch wissen, wo diese zu finden ist). Außerdem sollten sie den Inhalt kennen und mit dem Ausstellenden intensiv besprochen haben.
Zur Erstellung der genannten Unterlagen geben zahlreiche Institutionen Hilfestellungen und haben umfangreiche Broschüren erstellt (so z. B. das Ministerium für Justiz, Ärztekammern, Verbraucherzentralen, Gesundheitsbehörden, Betreuungsvereine, Notare/Rechtsanwälte, Hospize etc.). Häufig wird empfohlen, die Inhalte in einem Gespräch mit dem behandelnden Arzt zu erörtern; dieser kann die Verfügung dann auch mit unterschreiben.
Prinzipiell gelten Vorsorgevollmacht und Patientenverfügung ohne notarielle Eintragung. Eine solche ist jedoch möglich, ebenso wie die Aufnahme in das zentrale Vorsorgeregister (ZVR) der Bundesnotarkammer.

> siehe unter www.vorsorgeregister.de; Gerichte fragen vor Einrichtung einer Betreuung dort an, ob eine Vorsorgevollmacht des Patienten vorliegt

Für ALS-Patienten und ihre Angehörigen sind beide Dokumente wichtig, deshalb sollte über ihre Ausstellung frühzeitig nachgedacht und entsprechende Informationen eingeholt werden. Gerade in Bezug auf die Abnahme von Mobilität, Schreib- und Sprechfähigkeit im Verlauf der ALS können eine rechtzeitige Erteilung von Vollmachten und ein ausführliches Gespräch über die gewünschten (und nicht-gewünschten) medizinischen Maßnahmen sehr hilfreich sein.
In einer Patientenverfügung sollte dabei möglichst genau und situationsbezogen beschrieben werden, was der Ausstellende sich wünscht und was er ablehnt. Da man als Patient oder Angehöriger oft nicht genau einschätzen kann, wie sich die Krankheit weiterentwickelt und mit welchen Folgen zu rechnen ist, sollten diese Fragen auch mit den behandelnden Ärzten, Therapeuten und Pflegenden diskutiert werden. Dies betrifft besonders die Bereiche Ernährung und Atmung, auf die in den entsprechenden Kapiteln bereits eingegangen wurde.
Sollten z. B. Notfallmaßnahmen wie Intubation (Beatmung) vom Patienten abgelehnt werden, ist das zusätzliche Ausstellen eines kleinen Ausweises im Visitenkarten-Format sinnvoll, der im Portemonnaie getragen werden kann und – vergleichbar einem Organspender-Ausweis – die wichtigsten Informationen enthält. In einigen Kommunen (z. B. in NRW) oder an der Charité wird ein solcher Ausweis „Palliativausweis" genannt, Muster können unter dem entsprechenden Suchbegriff im Internet gefunden werden.
Neben den Regelungen für das Krankheitsgeschehen können vom Betroffenen auch bereits Festlegungen für den eigenen Sterbeprozess getroffen werden. Hierbei gilt jedoch besonders der bereits zu Beginn genannte Aspekt, dass der Impuls nur vom Betroffenen ausgehen kann und ihm nicht von anderen aufgezwungen werden sollte. Was nicht heißt, dass Angehörige nicht auch eigene Gedanken und Vorstellungen äußern sollen. Als Beispiel hierfür sei die Ablehnung einer anonymen Beerdigung genannt, die vom Betroffenen gewünscht wird, den Angehörigen aber das Gefühl geben kann, keinen Platz zum Trauern zu haben. Solche Befürchtungen sollten auf jeden Fall Raum in einem Gespräch finden.

Wunsch nach Sterbehilfe

Einige Patienten äußern den Wunsch, der Krankheit nicht ausgeliefert zu sein, sondern ihrem Leben selbstbestimmt ein Ende setzen zu können, solange dies noch möglich ist. Wir möchten daher im Folgenden kurz auf begriffliche Unterscheidungen und die rechtliche Situation eingehen – wohl wissend, dass das Thema Sterbebegleitung und Sterbehilfe kontrovers diskutiert wird und die Informationen im Rahmen dieses Ratgebers nur an der Oberfläche bleiben können.

In Deutschland ist aktive Sterbehilfe (= „Tötung auf Verlangen") strafbar (§ 216 StGB), auch wenn sie auf Wunsch des Patienten geschieht. Die Mitwirkung bei der Selbsttötung i.S. einer „Beihilfe zum frei praktizierten Selbstmord" ist für den Arzt zwar nicht strafbar nach StGB, verstößt allerdings gegen Standesrecht, da die Mitwirkung bei der Selbsttötung keine ärztliche Aufgabe ist und dadurch strafrechtlich belangt werden kann. Daneben gibt es noch den Begriff der „passiven Sterbehilfe", mit dem umgangssprachlich die Beendigung einer schon begonnenen lebensverlängernden Maßnahme bezeichnet wird. Aus medizinischer Sicht handelt es sich dabei um eine Änderung des Behandlungsziels: weg von der *kurativen* (= heilenden) hin zur *palliativ-medizinischen* Versorgung. Diese ist, wenn sie dem Wunsch des Patienten entspricht, zulässig und ggf. sogar geboten.
Im Nachbarland Schweiz gibt es Vereine, die Patienten bei der Selbsttötung unterstützen und ihnen die notwendigen Medikamente zur Verfügung stellen. Der Patient verabreicht sich dabei selbst (nach Beratung und im Beisein eines Arztes) ein tödliches Medikament. Auch Menschen aus anderen Ländern können diese Freitodbegleitung nutzen, sofern sie die notwendigen Kriterien erfüllen und in der Lage sind, in die Schweiz zu reisen.

Die Autorin Christine Lehrke beschreibt dieses Vorgehen in dem Buch über ihren an ALS erkrankten Ehemann.

Uns ist wichtig, an dieser Stelle die Relevanz guter palliativer Pflege herauszuheben: Wird ein Patient über eine ausreichende Schmerzmedikation (und ggf. auch Angst reduzierende Medikamente) und mit professioneller Pflege in seinem natürlichen Sterbeprozess begleitet, steht der Wunsch nach vorzeitigem Freitod oft gar nicht mehr im Mittelpunkt. Gespräche über den Wunsch nach Sterbehilfe sollten auf jeden Fall zugelassen werden (sowohl von Angehörigen als auch von den betreuenden Behandlergruppen), da nur so die zugrunde liegenden Ängste erfasst und mögliche Hilfestellungen und Lösungen gesucht werden können.

Unterstützung der Angehörigen

In der medizinisch-therapeutischen Behandlung steht verständlicherweise der Betroffene im Fokus: Er ist im Kontakt mit Ärzten, Therapeuten, ggf. auch Pflegekräften. Angehörigen fehlen diese Kontakte und die damit verbundenen Austauschmöglichkeiten häufig; so bleiben Fragen offen und Sorgen ungehört.
Hier erweist sich oft ein Angehörigengespräch als hilfreich, für das vorher gezielt ein Termin verabredet werden sollte (damit es nicht als „Tür-und-Angel-Gespräch" abläuft). Solche Gespräche finden in der Regel gemeinsam mit dem

Betroffenen statt. Für Angehörige ist es manchmal aber auch sinnvoll, sich allein mit den medizinisch-therapeutischen Behandlern zu besprechen. Manche Sorgen und Probleme können so offener geäußert und zielführend besprochen werden. Dies sollte natürlich möglichst mit dem Betroffenen abgesprochen sein. Angehörige sollten sich daher nicht scheuen und um entsprechende Gespräche bitten,

- um Fragen zum Krankheitsverlauf und zu -symptomen stellen zu können
- um weitere Hilfsmaßnahmen und mögliche Unterstützung für den Betroffenen, aber auch für sich selbst zu eruieren
- um medizinische und/oder therapeutische Vorgehensweisen nachvollziehen (und ggf. unterstützen) zu können
- um mit dem Betroffenen zusammen Entscheidungen treffen zu können
- ... etc.

Für alle diese Fragen ist aber auch der Kontakt zu einer Selbsthilfegruppe hilfreich. Dort kann man andere Betroffene kennenlernen und man hat die Möglichkeit, sich über Hilfsangebote, Pflegedienste, therapeutische Maßnahmen und viele weitere Themen auszutauschen. Auch finden auf den Treffen der Selbsthilfegruppen häufig Produktvorstellungen oder medizinische oder rechtliche Vorträge statt.

Für Angehörige ist weiterhin wichtig, professionelle Hilfsmöglichkeiten auszuloten. Das kann von der Pflegestufe über die Haushaltshilfe bis zur Kurzzeitpflege viele verschiedene Bereiche betreffen. Auch die Professionalisierung des eigenen Handelns (z. B. durch einen Pflegekurs für Angehörige) kann Entlastung bringen, da dadurch Überforderungsgefühle und Unsicherheit gemindert werden. Krankenkassen, Selbsthilfegruppen, aber vor allem auch die Sozialberatung können zu allen Bereichen wertvolle Hinweise geben. Manche Angehörigen profitieren sehr von einer psychologischen bzw. psychotherapeutischen Begleitung, um mit Ängsten, Sorgen, Depressionen, Wut und ähnlichen Gefühlen besser umgehen zu können.

Neben der Nutzung professioneller Hilfe ist es für Angehörige aber genauso wichtig, im Familienkreis oder gemeinsam mit Freunden zu überlegen, wie sie den Alltag entlasten können. So können z. B. Einkäufe oder Apothekengänge übernommen werden, aber auch ein Besuch und die Übernahme von Pflegetätigkeiten können einen kleinen Freiraum für den Angehörigen schaffen. Möglichkeiten gibt es dabei sicherlich mehr als genug, und konkrete Hilfswünsche werden vom Umfeld oft sehr dankbar aufgenommen und umgesetzt.

Für Angehörige ist außerdem wichtig, trotz der Erkrankung des Patienten auch auf sich selbst zu achten: Dazu gehört zum Beispiel, weiterhin Hobbys zu pflegen und sich Zeiten für sich selbst einzuräumen (sei es um Freunde zu treffen oder Sport zu treiben). Vielen Angehörigen fällt das sehr schwer; es entspannt aber die häusliche Situation deutlich, wenn Freiräume zum Ausgleich und zur eigenen Erholung bestehen. So gibt es z. B. auch Möglichkeiten der Unterstützung, wenn ein Angehöriger einmal in den Urlaub fahren möchte.

Interessante Links

■ www.dgm.org	■ www.lateralsklerose.info
■ www.als-charite.de	■ www.digab.de*
■ www.als-site.de	■ www.nowak-stiftung.de
■ www.als-netz.de	■ www.immendorff-initiative.de
■ www.stop-als.de	

* Deutsche Interdisziplinäre Gesellschaft für Außerklinische Beatmung

Selbsthilfe

Die Deutsche Gesellschaft für Muskelkranke (DGM e.V.) mit Sitz in Freiburg bietet Informationsmaterial, Beratung und Fortbildung zum Thema Amyotrophe Lateralsklerose an. Die DGM ist vor Ort in Landesverbänden organisiert, die in zahlreichen Städten auch Treffen für Angehörige und Betroffene veranstalten, die sogenannten „ALS-Gesprächskreise".

Deutsche Gesellschaft für Muskelkranke e.V.
Im Moos 4 – 79112 Freiburg
Tel.: 07665/9447-0 | Fax: 07665/9447-20
E-Mail: info@dgm.org/Homepage: www.dgm.org

Literatur

Bücher von Betroffenen:

Albom, Mitch: Dienstags bei Morrie. Goldmann Verlag, München 2012. *(Erfahrungsbericht Freund)*

Arndt, Carola: Gestohlene Zeit. Eine Liebeserklärung. 3. Auflage. Triga-Verlag, Gelnhausen 2013. *(Erfahrungsbericht Angehörige)*

Balmer, Sonja: Atemlos – Aufzeichnungen zwischen Beatmungsmaschine, Schläuchen und Computer. Limmat Verlag, Zürich 2006. *(Erfahrungsbericht Betroffene)*

Jenzer, Gerhard & Balmer, Sonja: In der Überlebensfalle. Schwabe Verlag, Basel 2008. *(Gemeinsames, aus Gesprächen entwickeltes Buch von Arzt und Patientin)*

Kern, Björn: Einmal noch Marseille. 3. Auflage. C.H. Beck, München 2009. *(Sohn einer Betroffenen)*

Kürbihs, Uschi: Leben im Sekundentakt. Die Unerträglichkeit des Seins oder die Erträglichkeit des Nichtseins – Mein Leben mit PLS. Schulz-Kirchner Verlag, Idstein 2008. *(Erfahrungsbericht und Ratschläge einer PLS-Betroffenen)*

Lehrke, Christine: Bis zum letzten Atemzug – Ein Plädoyer für ein menschenwürdiges Sterben. Kreuz Verlag, Stuttgart 2006. Nicht mehr aufgelegt. *(Erfahrungsbericht Angehörige)*

Lindquist, Karin: Rudern ohne Ruder. Goldmann Arkana Verlag, München 2004. Nicht mehr aufgelegt. *(Erfahrungsbericht Betroffene)*

Schadek, Sandra: Ich bin eine Insel. Gefangen im eigenen Körper. Rowohlt Verlag, Reinbek bei Hamburg 2009. *(Erfahrungsbericht Betroffene)*

Schmitz, Werner: Die Kraft des Augenblicks: Amyotrophe Lateralsklerose – Über den Versuch, mit einer Leben zerstörenden Krankheit zu leben. Shaker, Herzogenrath 2009. *(Erfahrungsbericht Betroffener)*

Schwartz, Morrie: Weisheit des Lebens. Goldmann Verlag, München 2005. Nicht mehr aufgelegt. *(Aphorismen eines Betroffenen)*

Sighisorean, Christian: Rose & Gebrochen Deutsch. Wörter, Sätze, Gedichte. Mauer Verlag, Rottenburg 2009. *(Lyrik eines Betroffenen)*

Soremba, Edith-Maria: Geschenkte Lebensjahre. Geest-Verlag, Vechta-Langförden 2005. *(Erfahrungsbericht Angehörige)*

Weiner, Jonathan: Seines Bruders Hüter. Siedler Verlag, München 2005. *(Sachbuch; viel wissenschaftliche Hintergrundinformation im Rahmen eines Erfahrungsberichtes)*

Ernährung:

Nißle, Dorothee, Husemeyer, Ingeborg Maria & Borasio, Gian Domenico (Hrsg.): Ernährung bei Schluckstörungen. 8., überarbeitete und erweiterte Auflage. Kohlhammer-Verlag, Stuttgart 2016.

Biedermann, Markus, Furer-Fawer, Sandra & Thill, Herbert: Smoothfood. 5 Sterne für die Heimküche. Lambertus-Verlag, Freiburg im Breisgau 2010.

Literaturnachweise Monographien:

Grün, Heike D., Laue, Katrin & Stallbohm, Maren: Logopädische Therapie bei Amyotropher Lateralsklerose. Eine Übungssammlung für Therapeuten aus der Praxis für die Praxis. 4., überarbeitete und erweiterte Auflage. Schulz-Kirchner Verlag, Idstein 2017.

Heller, Andreas, Heimerl, Katharina & Husebö, Stein: Wenn nichts mehr zu machen ist, ist noch viel zu tun. 3., aktualisierte und erweiterte Auflage. Lambertus Verlag, Freiburg im Breisgau 2007.

Hüter-Becker, Antje & Dölken, Mechthild (Hg.): Physiotherapie in der Neurologie. 3. Auflage. Georg Thieme Verlag, Stuttgart/New York 2010.

Knipping, Cornelia (Hg.): Lehrbuch Palliative Care. 2., durchgesehene und korrigierte Auflage. Verlag Hans Huber, Bern 2007.

Larsen, Reinhard & Ziegenfuß, Thomas: Beatmung. Indikationen, Techniken, Krankheitsbilder. 6. Auflage. Springer, Heidelberg 2017.

Mang, Harald: Atemtherapie. Grundlagen, Indikationen und Praxis. Schattauer, Stuttgart/New York 1992.

Neundörfer, Bernhard: Praxis der amyotrophen Lateralsklerose. UNI-MED, Bremen/London/Boston 2002. Nicht mehr aufgelegt.

Pongratz, Dieter & Zierz, Stephan (Hg.): Neuromuskuläre Erkrankungen. Deutscher Ärzte-Verlag, Köln 2003.

Sahm, Stephan: Sterbebegleitung und Patientenverfügung. Ärztliches Handeln an den Grenzen von Ethik und Recht. Campus-Verlag, Frankfurt a.M. 2006.

Schönhofer, Bernd: Nicht-invasive Beatmung. Grundlagen und moderne Praxis. UNI-MED, Bremen 2006. Nicht mehr aufgelegt.

Ziegler, Wolfram & Vogel, Mathias: Dysarthrie. Verstehen – untersuchen – behandeln. Georg Thieme Verlag, Stuttgart/New York 2010.

Zierz, Stephan & Jerusalem, Felix: Muskelerkrankungen. 3., neu bearbeitete Auflage. Georg Thieme Verlag, Stuttgart/New York 2003.

Literaturnachweise Zeitschriften:

Borasio, Gian Domenico et al.: Die amyotrophe Lateralsklerose: ein Paradigma für nichtonkologische Palliativforschung. ZPalliativmed 2002; 3: 105-112.

Bundesärztekammer: Grundsätze der Bundesärztekammer zur ärztlichen Sterbebegleitung. Deutsches Ärzteblatt. Jg. 108; Heft 7, 18. Februar 2011, S. A346-A348.

Burkhardt, Christian, Neuwirth, Christoph, Weber, Markus: Screening von Kognitions- und Verhaltensänderungen bei der Amyotrophen Lateralsklerose. Swiss Medical Forum 2016; 16 (10): 249-252.

Dengler, R.: Neue Überlegungen zur Klinisch-neurophysiologischen Diagnostik der ALS. Die „Awaji-Kriterien". Klin. Neurophysiol 2008; 39 (3): 164-168.

Funalot, Benoît et al.: High metabolic level in patients with familial amyotrophic lateral sclerosis. Amyotrophic lateral sclerosis 2005; 10: 113-117.

Hübers, A., Ludolph, A.C. et al: Amyotrophe Lateralsklerose. Eine Multisystemdegeneration. Nervenarzt 2016; 87: 179-188.

Knoblauch, Andreas et al.: Atemprobleme bei Patienten mit amyotropher Lateralsklerose: therapeutische Optionen. Schweiz Med Forum Nr. 39, September 2001; 972-978.

Kommission Leitlinien der Deutschen Gesellschaft für Neurologie, federführend: Ludolph, A.C.: Leitlinien für Diagnostik und Therapie in der Neurologie. Amyotrophe Lateralsklerose (Motoneuronerkrankungen), 2015.

Körner, S. Dengler, R., Petri, S.: Diagnostik der amyotrophen Lateralsklerose. Journal für Neurologie Neurochirurgie und Psychiatrie 2011; 12 (2), 124-128.

Kraft, P. Beck, M. et al: Amyotrophe Lateralsklerose. Symptomatische Therapie bulbärer Symptome. Nervenarzt 2010. 81: 1218-1225.

Synofzik, M., Otto, M., Ludolph, A.C., Weishaupt, J.H.: Genetische Architektur der amyotrophen Lateralsklerose und frontotemporalen Demenz. Überlappung und Unterschiede. Nervenarzt 2017; 88: 728-735.

Glossar

Adaption	Anpassung an Gegebenheiten
ADL-Training	(„Activity of daily life"); Training von Erhalt und Wiedererlangung der Selbstständigkeit im Alltag (dt. ATL, Aktivitäten des täglichen Lebens)
Aerophagie	vermehrtes Luftschlucken
Anarthrie	schwerste Form der Dysarthrie, Sprechbewegungen können nicht mehr ausgeführt werden
Aspiration	Eintritt von Speichel oder Nahrung in die Lunge als Folge einer Schluckstörung
Atrophie	Muskelabbau, -verkümmerung
Autoimmune Reaktion	schädigende Immunreaktion gegen körpereigene Substanzen bei Störung des Immunsystems
autosomal	das vererbte Merkmal befindet sich nicht auf einem der Geschlechtschromosomen (x/y)
Axon	lang gestreckter Fortsatz einer Nervenzelle
Babinski-Zeichen	pathologischer Reflex der Fußsohle
Body-Mass-Index	Körpermasse-Index, der die Relation von Körpergewicht zu Körpergröße ausdrückt; ermittelt aus Gewicht in kg durch Körpergröße in m^2
Botulinumtoxin	hochgradig giftiger Eiweißstoff, wird therapeutisch eingesetzt
Bronchialobstruktion	Verengung der Bronchien
bulbär	die motorischen Hirnnervenkerne im verlängerten (Rücken-)Mark betreffend
Cervikalorthese	Halsmanschette zum Stützen der Halsmuskulatur
chronisch	langsam/schleichend verlaufend
Crampi	Muskelkrämpfe
Cuff	aufblasbarer Ballon zur Abdichtung einer Trachealkanüle
Cytoskelett	Stütz- und Transportapparat der Zelle
Degeneration	Untergang von Zellen
Dehydration	Austrocknung des Körpers
Dekubitalulzera	Druckgeschwüre
Disinhibition	motorisches Enthemmungsphänomen
distal	von der Körpermitte entfernt gelegen

Dropped-Head-Syndrom	Herabsinken des Kopfes bei aufrechter Haltung
Dysarthrie	neurologisch bedingte Sprechstörung
Dysarthrophonie	neurologisch bedingte Sprech- und Stimmstörung
Dysarthropneumophonie	neurologisch bedingte Sprech-, Stimm- und Atemstörung
Dysphagie	Kau- und Schluckstörung
Dyspnoe	Atemstörung, erschwerte Atmung, Luftnot
Elektromyographie	Untersuchung der Erregungsleitung in Muskeln
Elektroneurographie	Untersuchung der Impulsausbreitung in Nerven
endemisch	bei Erkrankungen: in einem umschriebenen Gebiet (Landstrich) auftretend
Ergotherapie	Therapieform, um Patienten Handlungsfähigkeit im Alltag zu ermöglichen, z. B. über Wahrnehmungsschulung oder auch Hilfsmittelversorgung
exogen	von außen
Exsikkose	Austrocknung des Körpers bei starkem Flüssigkeitsverlust
extrapyramidal	außerhalb der Pyramidenbahn gelegen
Extremitäten	Arme (= obere E.) und Beine (= untere E.)
fakultativ	nicht zwingend, wahlfrei
Faszikulation	kurze unwillkürliche Muskelzuckung von Muskelfasern einer Einheit
Fatigue	Erschöpfungssyndrom, nicht regenerierbar
Flail-arm-Syndrom	(Vulpian-Bernhard-Syndrom), initial asymmetrische periphere Lähmung der Arme
fokal	örtlich umschrieben, herdförmig
frontotemporale Demenz (FTD)	Demenz mit Auffälligkeiten vorrangig bzgl. Persönlichkeit und Verhalten
Hospiz	interdisziplinäre Einrichtung zur Betreuung Schwerstkranker und Sterbender, Sterbeklinik
Hyperkapnie	Kohlendioxid-Überschuss im arteriellen Blut
Hypermetabolismus	gesteigerter Stoffwechsel
Hypersalivation	vermehrter Speichelfluss
Hypothese	begründete aber noch unbewiesene Annahme
Hypoventilation	Minder-/Unterbeatmung
Hypoxämie	Sauerstoffmangel im arteriellen Blut
„Ice-bucket-challenge"	Internet-Spendenkampagne mit Prominenten

Immobilität	eingeschränkte/fehlende Beweglichkeit
Indikation	das „Angezeigtsein" einer bestimmten Behandlung
innervieren	mit Nervenreizen versorgen
interdisziplinär	die Zusammenarbeit verschiedener Berufsgruppen in der Behandlung betreffend
Interkostalmuskulatur	Zwischenrippenmuskeln
Insuffizienz	Schwäche, ungenügende Leistung eines Organs
Intoxikation	Vergiftung
invasiv	gewebsverletzend (Diagnostik oder Therapie)
Inzidenz	Anzahl der Neuerkrankungen in bestimmtem Zeitraum (meist pro Jahr)
juvenil	jugendlich
Kachexie	Mangelernährung
kausal	ursächlich, auf die Ursache bezogen
kognitiv	geistig, das Denken betreffend
Kompensation	Ausgleich von Störungen durch andere Mittel/Abläufe
Konsistenz	Beschaffenheit
Kontraktur	dauerhafte Verkürzung von Muskeln, Sehnen und Bändern
kurativ	heilend
Labilität	Schwanken, Unbeständigkeit
Laryngospasmus	Krampf der Kehlkopfmuskulatur
Liquor	Nervenwasser
Logopädie	Sprach-, Sprech-, Stimm- und Schlucktherapie
Lymphödem	Flüssigkeitsansammlung durch Störung des Lymphsystems
Manuelle Lymphdrainage	spezielle Massagetechnik, um den Abfluss der gestauten Lymphe zu ermöglichen. Entstauungstherapie
Motoneurone	Nervenzellen, die für (willkürliche) Bewegungen zuständig sind
Multisystemdegeneration	Abbau verschiedener Bereiche (d. h. neben motorischen auch nicht-motorische Einschränkungen)
motorisch	die Bewegung betreffend
Mucolytica	schleimverflüssigende Mittel
Muskelbiopsie	Entnahme von Muskelgewebe zu Untersuchungszwecken

Neurofilamente	Eiweiße, Bestandteil des Stütz- und Transportapparates der Zellen
Neuroprotektion	Schutz der Nervenzellen
Neuropsychologie	Diagnose und Therapie der kognitiven und psychischen Folgen von Hirnschädigungen
Neurotransmitter	Nervenbotenstoff
obligatorisch	unerlässlich, notwendig
Obstipation	Verstopfung
oral	durch den Mund, den Mund betreffend
Oxymetrie	Messung des Sauerstoffgehaltes im Blut
Palliation	bei Schwerstkranken Einsatz von schmerzlindernden bzw. Erleichterung verschaffenden Medikamenten und Maßnahmen
Parese	Lähmung
pathologisch	krankhaft
PEG	dauerhafte Ernährungssonde durch die Bauchdecke (Abk. für: perkutane endoskopische Gastrostomie)
peripheres Nervensystem	Teil des Nervensystems, das außerhalb von Gehirn und Rückenmark liegt
Peronäusschiene	stützendes, orthopädisches Hilfsmittel (Orthese), das bei schlaffer Lähmung der Unterschenkel und Fußheberschwäche zum Einsatz kommt
pharmakologisch	die Wirkung von Medikamenten betreffend
Pharyngeale Muskulatur	Rachenmuskeln
Physikalische Therapie	medizinische Anwendungen wie Wärme, Massagen, Elektrotherapie
Physiotherapie	Krankengymnastik
Plegie	vollständige Lähmung
Pneumonie	Lungenentzündung
Prävalenz	Anzahl der Erkrankten in einer bestimmten Bevölkerungsmenge
progredient	fortschreitend
Prophylaxe	Vorbeugung
propriozeptiv	die Eigenwahrnehmung von Körperbewegungen/ -stellungen betreffend
Proteinaggregate	Ansammlung von fehlerhaft gefalteten Eiweißen im Inneren einer Zelle
Proteinopathie	Eiweißablagerungen, Eiweißverklumpungen

proximal	nahe der Körpermitte gelegen
Pseudobulbärparalyse	beidseitige Schädigung von Nervenbahnen zwischen Hirnnervenkernen und Hirnrinde im Bereich des Hirnstamms
Pyramidenbahn	Nervenbahnen von der Großhirnrinde zu den motorischen Kernen, für willkürliche Muskelbewegungen
reflektorisch	durch Reflexe bedingt
Reflux	Rückfluss von Magensaft in die Speiseröhre, Sodbrennen
Respiration	Atemtätigkeit
Restitution	Wiederherstellung von Fähigkeiten
Rollator	Gehwagen
SAPV	spezialisierte ambulante Palliativversorgung
Sekret	Absonderung aus Zellen, z. B. Speichel, Schleim
Sensibilität	Fähigkeit, Reize wahrzunehmen; das Spüren, Gefühl
Sensitivität	Fähigkeit eines diagnostischen Tests, betroffene Personen herauszufinden
sensorisch	die Wahrnehmung betreffend
Sialorrhoe	vermehrter Speichelfluss
Spastik	erhöhte Eigenspannung der Muskulatur
spinal	zur Wirbelsäule, zum Rückenmark gehörend
sporadisch	vereinzelt auftretend
Symptom	Anzeichen einer Erkrankung
synaptischer Spalt	Zwischenraum zwischen zwei Nervenzellen bzw. Nervenzellen und Muskelzellen
Tachykardie	Herzrasen
Tetraplegie	Lähmung aller vier Gliedmaßen
Tonusveränderung	Veränderung der Muskelspannung
Tracheostoma	dauerhafte Atemöffnung am Hals
Tracheotomie	Anlegen einer Atemöffnung am Hals
Transfer	Übertragung in den Alltag
Uvula	Zäpfchen des Gaumensegels
Velum	Gaumensegel (mit Zäpfchen)
Ventilation	Belüftung von Atemwegen und Lunge
Vitalkapazität	Differenz zwischen maximaler Einatmung und maximaler Ausatmung. Abkürzung: VK
Zentrales Nervensystem	Gehirn und Rückenmark